AF577524

Krebs
und die neue Biologie
des Wassers

1. Auflage September 2020

Kopp Verlag e. K. edition published by arrangement with Chelsea Green Publishing Co, White River Junction, VT, USA *www.chelseagreen.com*

Titel der amerikanischen Originalausgabe:
Cancer and the New Biology of Water

Übersetzung aus dem Amerikanischen: Angelika Orpin
Lektorat: Swantje Christow
Satz und Layout: Martina Kimmerle
Umschlaggestaltung: Stefanie Huber

ISBN: 978-3-86445-755-5

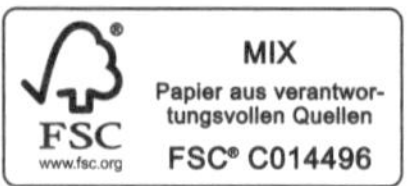

Gerne senden wir Ihnen unser Verlagsverzeichnis
Kopp Verlag
Bertha-Benz-Straße 10
72108 Rottenburg
E-Mail: info@kopp-verlag.de
Tel.: (0 74 72) 98 06-10
Fax: (0 74 72) 98 06-11

Unser Buchprogramm finden Sie auch im Internet unter:
www.kopp-verlag.de

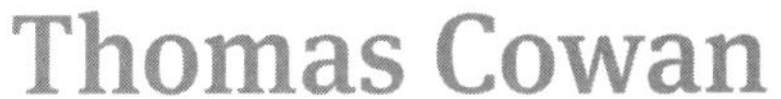

Thomas Cowan

Krebs und die neue Biologie des Wassers

Ein bahnbrechender Blick
auf die Rolle des Wassers in lebenden Organismen

Mit einem Vorwort von Zach Bush

KOPP VERLAG

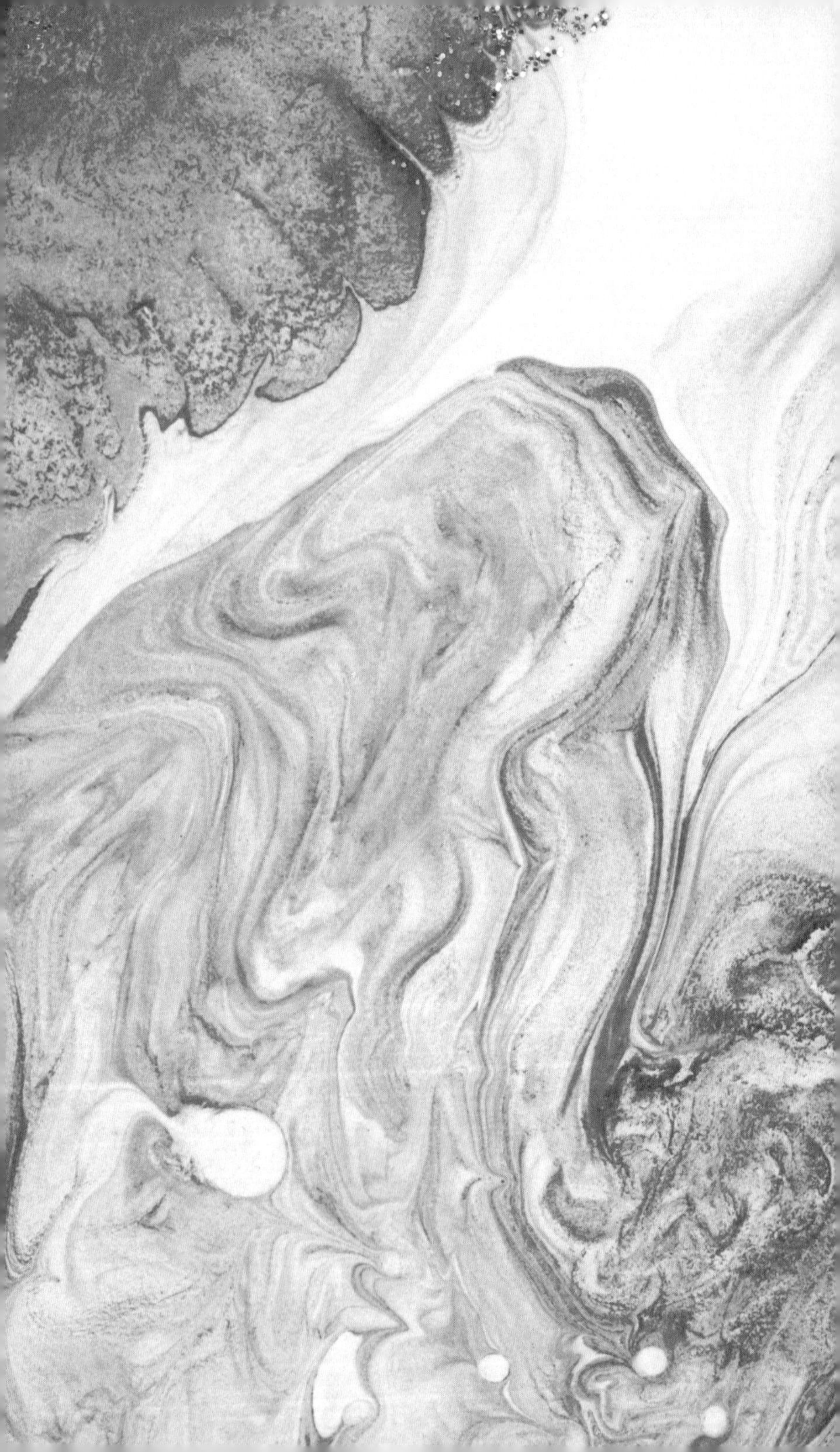

Haftungsausschluss

Bei Krebs handelt es sich um eine schwerwiegende Krankheit, für deren Erkennung und Behandlung die enge Zusammenarbeit zwischen Hausarzt und Onkologen erforderlich ist. Nichts in diesem Buch ist als Diagnose zu verstehen oder soll Menschen mit Krebs eine bestimmte Heilmethode suggerieren. Aufgrund der derzeitigen Gesetzeslage im Staat Kalifornien berate oder behandle ich zum gegenwärtigen Zeitpunkt keine Krebspatienten. Sinn und Zweck dieses Buches ist es, das Interesse an einem neuen Ansatz zum Verständnis von Krebs und seiner Behandlung zu wecken. Ich hoffe, dass sich der Forschung dadurch neue Wege in die Prävention und die Heilmethode dieser Krankheit erschließen. Ebenso hoffe ich, dass Menschen, die auf der Suche nach einer Krebstherapie sind, ihren behandelnden Ärzten die gedanklichen Ansätze in diesem Buch nahebringen. Aber ich wiederhole: Nichts in diesem Buch ist als Behandlungskonzept für einen Menschen mit einer Krebserkrankung zu verstehen.

Den Teufel spürt
das Völkchen nie,
und wenn er sie
beim Kragen hätte.

Johann Wolfgang von Goethe

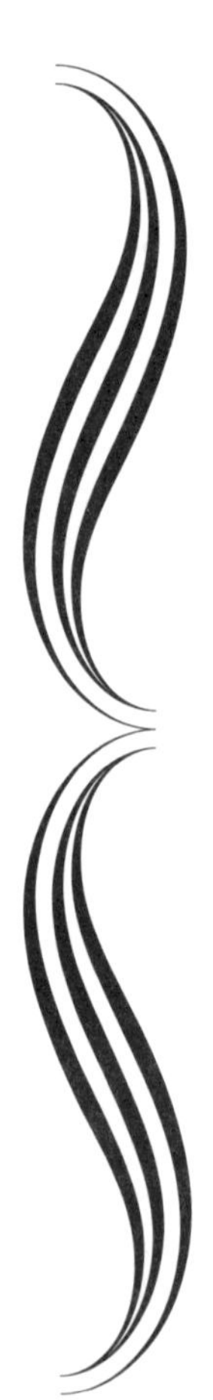

Vorwort

Seit Beginn der ungewöhnlichsten Epidemie chronischer Erkrankungen in der Geschichte der Menschheit sind mittlerweile 3 Jahrzehnte vergangen. Diese globale Epidemie ist insofern einzigartig, als sie praktisch jede Region, Kultur und sozioökonomische Schicht erfasst, und dabei ist ausgerechnet in den reichsten Nationen die Zahl der chronisch Kranken am höchsten. Die Vereinigten Staaten geben heute etwa doppelt so viel für das Gesundheitswesen aus wie andere finanzstarke Länder, ohne dass die Jahr für Jahr fließenden Billionenbeträge bisher irgendwelche messbaren Auswirkungen auf den Gesundheitszustand der Bevölkerung gehabt hätten.[1]

Obwohl alles dafür spricht, dass das pharmazeutische Modell nicht in der Lage ist, die chronischen Erkrankungen und das damit verbundene Leid zu verringern, von denen die letzten Jahrzehnte geprägt waren, haben medizinische Hochschulen und die sie unterstützenden staatlichen und privaten Einrichtungen bemerkenswert lange gebraucht, um in ihrem Denken oder der Vergabe von Forschungsgeldern umzusteuern. Anstatt sich mit der herrschenden Krankheitsindustrie auseinanderzusetzen, hat sich das medizinische Establishment gegen die Erforschung faszinierender neuer Paradigmen zum Verständnis der Biologie der Gesundheit gesperrt. Infolgedessen hat man versäumt, Behandlungskonzepte zu entwickeln, die die Selbstheilungskräfte des Körpers unterstützen, sodass die Behandlung chronischer Krankheiten Flickwerk bleibt. Die Leidtragenden hierbei sind die Patienten. Die übliche Behandlung von Krankheiten folgt stur den Gesetzen einer »Gesundheits«-Industrie, die Billionen verschlingt, während die Patienten auf der Strecke bleiben.

Währenddessen führt die immer stärker werdende wissenschaftliche Spezialisierung zu einem Schubladendenken bei denen, deren Aufgabe es angeblich ist, Zusammenhänge zu erkennen und die medizinischen Fakten in einen solchen Zusammenhang zu stellen. Einer der offensichtlichsten Mängel ist, dass in der medizinischen Ausbildung Biologie und Physik nicht zueinander in Beziehung gesetzt werden. Ärzte sind nicht gerade für ihre mathematischen Fähigkeiten bekannt; tatsächlich sind viele von uns froh, wenn sie die Kurse in Integralrechnung und Physik hinter sich haben, die im Grundstudium den Notenschnitt gefährden. Wir klammern uns an die konkreten Fakten der Biologie und der pharmazeutischen Biochemie, und nur wenige Ärzte oder Mediziner sehen sich später veranlasst, sich bei ihrer Lektüre, ihren Forschungen oder in ihrer klinischen Praxis wieder mit physikalischen Fragestellungen zu befassen. Das Problem besteht natürlich darin, dass die gesamte Materie im Universum – von den Sternen bis zu Ihrem Küchentisch und natürlich Ihrem Körper – auf der stofflichen Ebene eine atomare Struktur hat, keine Zellstruktur.

Das frühe 20. Jahrhundert war eine Zeit wissenschaftlicher Erkenntnisse, geprägt von zahlreichen intellektuellen Giganten und Errungenschaften auf dem Gebiet der Physik, die sich nicht auf Einsteins gefeierte Arbeiten beschränkten. In *Krebs und die neue Biologie des Wassers* macht uns Dr. Cowan mit einigen dieser intellektuellen Giganten bekannt, geht der Bedeutung ihrer Arbeit im Kontext von Gesundheit und der gegenwärtigen Epidemie chronischer Erkrankungen nach und informiert über therapeutische Möglichkeiten, die sich heute aus diesen Arbeiten ergeben. Manche der von ihm geschilderten wissenschaftlichen Erkenntnisse sind Ergebnisse von Nischenforschung und viel zu wenig bekannt, andere wiederum entstanden im Rahmen der größten staatlichen und wissenschaftlichen Programme der Geschichte. Bedauerlicherweise sieht es so aus, als sei den medizinischen Kreisen bis heute gar nicht klar, welche Implikationen diese Errungenschaften haben, oder als seien sie nicht daran interessiert. Bis heute dominieren in der Krebstherapie Chemotherapie, Bestrahlung und operative Verfahren sowohl die Standardbehandlung als auch das Denken der meisten allopathischen Ärzte und Wissenschaftler. Zum Glück kennt die Natur eigene Wege zur Wahrheit, unabhängig davon, wie wir sie wahrnehmen oder welche Absichten wir ihr gegenüber hegen, und tatsächlich hat sie daran mitgewirkt, die außerordentlichen und oft ganz einfachen wissenschaftlichen Wahrheiten und klinischen Werkzeuge zu offenbaren, die sich aus diesen Forschungen ergeben. Heute erforschen zahlreiche unabhängige Wissenschaftler, Ärzte, intuitiv arbeitende Mediziner und solche, die alte und moderne Heilkunde praktizieren, unzählige unkonventionelle Perspektiven in Biologie und Biophysik, um den Patienten zu helfen, die nicht darauf warten können, bis das allopathische Establishment so weit ist.

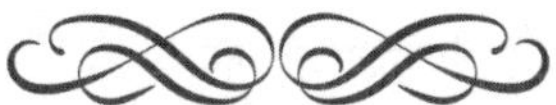

Die meisten von uns haben heute einen nahen Familienangehörigen oder engen Freund, mit dessen Gesundheit es vorzeitig und stetig bergab geht. Oft verfolgen wir mit Erstaunen, Entsetzen und Hoffnungslosigkeit, wie der Körper allmählich verfällt, während die Ärzte trotz all ihrer Ausbildung, aller diagnostischen Möglichkeiten, pharmazeutischen Technologien und Behandlungen offensichtlich nicht in der Lage sind, eine sinnvolle therapeutische Strategie zu entwickeln, und erst recht nicht, eine logische Ursache für die Entstehung dieser verheerenden Epidemien zu finden. Zu viele von uns ziehen auf der Suche nach Antworten immer verzweifelter und frustrierter von einem Spezialisten zum nächsten, ohne jemals eine umfassende Erklärung dafür zu finden, wie wir zu der Krankheit oder Fehlfunktion gekommen sind, ganz zu schweigen von irgendeiner sinnvollen Lösung für unseren Zustand.

Dr. Cowan und ich sind gleichermaßen überzeugt, dass es dringend erforderlich ist, Ihnen neue Instrumente gegen den Krebs an die Hand zu geben. Denn die Herausforderungen und Chancen in Ihrem Leben hören ja nicht bei Ihnen auf. Seit den 60er-Jahren hat die Belastung durch Krebs und chronische Erkrankungen mit jeder Generation zugenommen, und die Menschen erkranken in immer jüngerem Alter. Uns läuft die Zeit davon. Was Sie tun, um Ihren Zustand rückgängig zu machen und sich auf Ihre Selbstheilungskräfte zu besinnen, nützt nicht nur Ihnen selbst in Form von Gesundheit und Wohlbefinden, es kann auch zum Epizentrum der Veränderung und Aufklärung für Ihre ganze Familie werden sowie für die Gemeinschaft, in der Sie leben. In diesem Sinne hoffe ich aufrichtig, dass die folgenden Kapitel Sie befähigen werden, die notwendigen Schritte zu unternehmen, um Ihr Leben, wie Sie es heute leben, ebenso zu verändern wie die Zukunft, die Sie für sich und diejenigen schaffen können, die Sie lieben.

Alles Gute für Ihre Gesundheit und Heilung,

Zach Bush

Arzt für Innere Medizin, Endokrinologie und Stoffwechselmedizin, Hospiz- und Palliativpflege

Einleitung

Anfang der 90er-Jahre publizierte ein deutscher Biostatistiker namens Ulrich Abel einen Artikel, der die Welt der Onkologie erschütterte. Abel wollte herausfinden, welche Fortschritte in den 20 Jahren erzielt worden waren, seit Präsident Nixon 1971 dem Krebs den Krieg erklärt hatte. Dazu gehörten die Unterzeichnung des *National Cancer Act,* die Vergabe von 1,6 Milliarden Dollar an Forschungsgeldern für die nächsten 3 Jahre und das Versprechen, innerhalb von 5 Jahren ein Heilmittel gegen den Krebs zu finden. Nixons Optimismus kam damals nicht von ungefähr. Die Forscher verkündeten lautstark die Entdeckung der Onkogene als Ursache des Krebses. Es schien, als stünde der Sieg unmittelbar bevor.

20 Jahre später hatten die Vereinigten Staaten und ihre Partner weltweit viele weitere Millionen Dollar für die Krebsforschung aufgewendet, und Dr. Abel wollte untersuchen, inwieweit sich diese bis dahin beispiellose Investition ausgezahlt hatte. Er sah Tausende von onkologischen Artikeln durch, die in den 20 Jahren zuvor veröffentlicht worden waren, und erbat Analysen und Kommentare von Hunderten von Onkologen, um die Wirkung insbesondere von Chemotherapien bei der Behandlung von Epithelkarzinomen zu überprüfen.[1] (Epithelkarzinome machen die Mehrheit aller Krebserkrankungen aus.) Mit anderen Worten: Wie wirksam war die Waffe, die wir in den 20 Jahren des Krieges gegen den Krebs am häufigsten eingesetzt hatten?

Nach sorgfältiger Überprüfung lautete Dr. Abels wichtigste Erkenntnis, dass – außer bei Lungenkrebs, insbesondere kleinzelligem Lungenkrebs – nicht direkt nachgewiesen werden konnte, dass eine Chemotherapie bei Patienten mit Krebs im fortgeschrittenen Stadium die Überlebenszeit verlängert.[2] Abel schrieb weiter, dass selbst bei Lungenkrebs der Nutzen einer Chemotherapie »im besten Fall relativ gering« ist.[3] Später stellte er fest: »Die Erfolgsrate der meisten Chemotherapien ist erschreckend … es findet sich keinerlei wissenschaftlicher Nachweis für ihre Fähigkeit, das Leben von Patienten mit den häufigsten Krebserkrankungen der Organe nennenswert zu verlängern … Die Chemotherapie für maligne Erkrankungen, die für eine operative Behandlung zu weit fortgeschritten sind, was auf 80 Prozent aller Krebsleiden zutrifft, ist wissenschaftliches Ödland.«[4]

Natürlich warfen diese Ergebnisse sehr viele Fragen auf. Die erste: Wenn die Chemotherapie Patienten mit fortgeschrittenem Krebs keinen echten Nutzen bringt, wie sieht es dann bei denen mit Krebs im Frühstadium aus? Doch auch hier blieben die Ergebnisse verheerend. Sie widerlegten eindeutig die Auffassung, die Chemotherapie sei eine wirksame Waffe und die Wissenschaft im Begriff, den Kampf gegen den Krebs zu gewinnen. Die Resultate jahrzehntelanger Spitzenforschung machten deutlich, dass die Wissenschaft nur siegreich dasteht, wenn nicht gemessen wird, ob ein Mensch tatsächlich überlebt, ganz zu schweigen von dem Elend, das ein Patient bei einer Chemotherapie im Normalfall ertragen muss. Im Wesentlichen zeigte Abels Literaturübersicht, dass – mit Ausnahme einiger der weniger häufigen Krebsarten – die moderne zytotoxische Therapie weder die Lebensdauer des Patienten nennenswert verlängert noch seine Lebensqualität verbessert. Bei hoher Dosierung kann sie die Größe von Tumoren verringern und tut das auch, aber der Nutzen für den Patienten ist fraglich.

Wie zu erwarten wehrte sich das onkologische Establishment gegen Abels Schlussfolgerungen und griff ihn sogar persönlich an. Dadurch machte es einen wichtigen Punkt allerdings sehr klar: Forscher messen den Erfolg einer Chemotherapie häufig daran, ob ein

Tumor schrumpft oder nicht, und wenn ja, um wie viel – nicht daran, ob die Therapie die Überlebenszeit des Patienten verlängert. Das Problem besteht darin, dass das Schrumpfen des Tumors nicht notwendigerweise zu einer Verbesserung im Krankheitsverlauf führt. So ist beispielsweise hinreichend bekannt, dass bei Prostatakrebs der Einsatz einer Anti-Androgen-Therapie (Hormontherapie) testosteronunabhängige Krebszellen (das heißt solche, die für ihr Wachstum kein Testosteron benötigen) rasch selektioniert. Folglich schrumpft unter der Gabe von Anti-Testosteron-Medikamenten der Tumor zunächst, und möglicherweise wird dieses anfängliche Schrumpfen in einer Studie gemessen. Allerdings »lernen« die verbleibenden Tumorzellen, auch ohne Testosteron zu wachsen, und es kommt rasch zu einem aggressiveren Wachstum als beim ursprünglichen Tumor. Dieses anfängliche Schrumpfen unter Chemotherapie beobachten wir auch bei anderen Krebsarten.

Allerdings überzeugten die Bemühungen, Abels Arbeit in Misskredit zu bringen, nicht alle Onkologen. Die Debatte tobte mehr als ein Jahrzehnt lang. Dann evaluierte im Jahr 2004 eine von unabhängigen Geldgebern unterstützte Literaturübersicht über randomisierte klinische Studien die Wirksamkeit der Chemotherapie im 5-Jahres-Überlebenszeitraum für 22 häufig auftretende maligne Erkrankungen bei australischen und amerikanischen Patienten. Ergebnis? »Der Gesamtbeitrag der kurativen und unterstützenden zytotoxischen Chemotherapie zum 5-Jahres-Überleben bei Erwachsenen wurde auf 2,3 Prozent in Australien und 2,1 Prozent in den USA geschätzt.« Anders formuliert: Er bewirkte fast gar nichts, und das auf Kosten einer häufig drastisch verringerten Lebensqualität. Die Autoren kamen zu dem Schluss, dass »zytotoxische Chemotherapie nur einen geringen Beitrag zum Überleben bei einer Krebserkrankung [leistet]. Um die fortgesetzte Finanzierung und Verfügbarkeit der bei einer zytotoxischen Chemotherapie eingesetzten Medikamente zu rechtfertigen, ist eine rigorose Evaluierung der Kosteneffizienz und der Auswirkungen auf die Lebensqualität dringend erforderlich.« Erwähnenswert ist auch, dass die 2,3 Prozent und die 2,1 Prozent sich auf alle Phasen beziehen, nicht nur auf Krebs im fortgeschrittenen Stadium.[5]

Wie Gina Kolata, eine Gesundheitsjournalistin der *New York Times,* schrieb, hatte seit Beginn des Kriegs gegen den Krebs bis 2009 allein das National Cancer Institute, ohne andere staatliche Stellen, Universitäten, pharmazeutische Unternehmen und Wohltätigkeitsorganisationen, 105 Milliarden Dollar ausgegeben, und der Ertrag dieser Investition war ein Rückgang der Sterberate zwischen 1950 und 2005 um lediglich 5 Prozent. Diese stellte sie im selben Zeitraum der Todesrate für Herzerkrankungen gegenüber, die nach ihren Angaben um 64 Prozent sank, sowie der Todesrate durch Grippe und Lungenentzündung, die um 58 Prozent zurückging. Kolata berichtete, dass lediglich 20 Prozent der Patientinnen mit metastasierendem Brustkrebs, 10 Prozent der Patienten mit metastasierendem Darmkrebs, 30 Prozent der Patienten mit metastasierendem Prostatakrebs und weniger als 10 Prozent der Lungenkrebspatienten länger als 5 Jahre überleben. Noch bemerkenswerter ist, dass sich keine dieser Zahlen in den vergangenen 40 Jahren wesentlich verändert hat. »Und trotzdem«, so schrieb Kolata, »herrscht die Auffassung, die von der Ärzteschaft und denen, die daran verdienen, ebenso wie von der öffentlichen Meinung bestärkt wird, dass Krebs fast immer zu verhindern ist. Wenn das nicht gelingt, kann er normalerweise behandelt, ja sogar überwunden werden.«

Aber nicht nur, was die Behandlung und Überwindung von Krebs angeht, waren wir erfolglos, wir scheinen auch immer weniger imstande, ihn zu verhindern. 2018 stellte Sylvie Beljanski in einem Artikel für *Newsweek* fest, dass Ende des 20. Jahrhunderts bei etwa einer von zwanzig Personen Krebs diagnostiziert wurde. In den 40er-Jahren des 20. Jahrhunderts war es jeder Sechzehnte, in den 70ern jeder Zehnte. Heute wird jeder Dritte im Laufe seines Lebens an Krebs erkranken.[6]

Mit diesen Zahlen jonglieren immer gern diejenigen, die uns weismachen wollen, dass wir den Kampf gegen den Krebs gewinnen. Hinter dieser Behauptung verbergen sich schließlich handfeste Interessen. Milliarden von Dollar an Forschungsgeldern, Pharmazeutika und Biotechnologie, ganz zu schweigen von beruflichen Karrieren und Reputationen, sowie das hohe Ansehen mächtiger öffentlicher und privater Institutionen sind untrennbar verbunden mit dem Märchen, ein Heilmittel sei unmittelbar in Reichweite, wir müssten nur auf Kurs bleiben. Wenn wir an die 4,8 Milliarden Dollar denken, die die American Cancer Society seit 1946 in die Forschung investiert hat, und daran, wie sie lautstark einen Rückgang der Mortalität von 2002 auf 2003 und den zweiten Mortalitätsrückgang in Folge von 2003 auf 2004 verkündete, so klingt das vielversprechend und hoffnungsvoll.[7] Wir wollen daran glauben. Bis uns klar wird, dass der Mortalitätsrückgang von 2002 auf 2003 gerade einmal 369 Menschen umfasst.[8] Auch wenn von 2003 auf 2004 der Rückgang mit 3014 Fällen ausgeprägter war, muss dies im Gesamtzusammenhang gesehen werden. Für den einzelnen Überlebenden ist es natürlich eine überwältigende Angelegenheit. Aber kann irgendjemand angesichts der 553 888 Menschen, die das Jahr 2004 nicht überlebten, oder der anderen 556 902, die das Jahr 2003 nicht überlebten, ehrlich behaupten, das Blatt habe sich gewendet?[9]

Im Jahr 2004 schrieb Clifton Leaf, der den Krebs besiegt hatte, für die Zeitschrift *Fortune* eine Titelgeschichte: »Warum wir den Krieg gegen den Krebs verlieren (und wie er zu gewinnen wäre)«, in der er erklärte, dass die – ohnehin bescheidenen – Siege in diesem Krieg mit Veränderungen der Lebensweise zu tun haben, die sich auf die allgemeine Gesundheit auswirken, insbesondere das zunehmende Bewusstsein hinsichtlich des Rauchens. »Nur ein geringer Teil dieser bescheidenen Fortschritte ist auf vielversprechende, neue Substanzen zurückzuführen, die von den NCI-Laboren oder den großen Krebsforschungszentren entdeckt wurden – an die praktisch alle öffentlichen Gelder gehen.«

Leaf beschrieb seine Interviews mit Forschern, Ärzten, Epidemiologen, Pharmakologen, Biologen und Genetikern in Pharmaunternehmen und wichtigen Forschungszentren im ganzen Land, ebenso wie mit Beamten in der Food and Drug Administration (FDA), dem National Cancer Institute (NCI) und den National Institutes of Health (NIH), die für ihn kollektiv das Inbild einer »dysfunktionalen ›Krebskultur‹ darstellen – mit einem Gruppendenken, das Zehntausende von Ärzten und Wissenschaftlern dazu drängt, sich auf minimale Verbesserungen in der Behandlung statt auf echte Durchbrüche zu konzentrieren, das ein überflüssiges Nebeneinander einzelner Problemlösungen fördert statt Kooperation und in erster Linie akademische Leistungen und Veröffentlichungen honoriert. In jeder einzelnen Phase zwischen Grundlagenforschung und Patientenbett verlassen sich die Wissenschaftler auf Modelle, deren Vorhersagen hinsichtlich des zu erwartenden Erfolges durchweg miserabel sind – bis zu einem Punkt, an dem der Einsatz Hunderter von Krebsmedikamenten durchgedrückt wird. Und viele davon werden von der FDA zugelassen, selbst wenn ihre nachgewiesene ›Wirksamkeit‹ wenig mit der Heilung von Krebs zu tun hat.«[10]

Ich halte Leafs Bemerkungen für richtig, aber ich würde noch weiter gehen. Ich bin überzeugt, die Gründe dafür, dass wir den Krieg gegen den Krebs nicht gewinnen, gehen weit hinaus über den Zwang, um jeden Preis wissenschaftliche Artikel zu publizieren, über eine dysfunktionale Krebskultur, den Einfluss der großen Pharmaunternehmen oder die Tatsache, dass Tausende von Menschen für ihren Lebensunterhalt auf das derzeitige Modell setzen, obwohl ich durchaus glaube, dass dies alles eine Rolle spielt. Ich bin der Meinung, sie gehen weit über die Behauptung hinaus, Krebs sei ein bösartiges Problem, ein heimtückischer Feind, dessen Überwindung ein langwieriges, langsames, mühsames Projekt ist (bei dem jedoch die Wunder der Wissenschaft und unserer modernen Methoden bald siegen werden). Ich glaube, wir werden auf dem Weg, den wir bisher eingeschlagen haben, den Krieg gegen den Krebs nie gewinnen, weil dieser Weg auf einem grundsätzlichen Missverständnis hinsichtlich der Natur des Lebens, und damit der Natur von Krebs, beruht. Auf diesem grundsätzlichen Missverständnis haben wir eine milliardenschwere Industrie aufgebaut. Dass wir damit bei der Heilung von Krebs und der Rettung von Leben scheitern, ist lediglich die logische Folge.

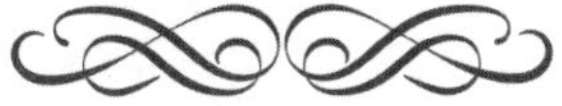

Es gibt den alten Witz von dem Polizisten, der beobachtet, wie ein Mann unter einer Straßenlaterne nervös nach einem offenbar wichtigen Gegenstand sucht. Er fragt den Mann, wonach er suche, und der antwortet hastig: »Meine Schlüssel« und sucht verzweifelt weiter. Der Polizist hilft ihm ein paar Minuten bei der Suche und fragt dann: »Wo glauben Sie denn, dass Sie sie verloren haben?« Der Mann antwortet: »In dem Gebüsch da drüben« und zeigt auf die Hecke ein paar Meter weiter. Der Polizist fragt: »Und wieso suchen Sie dann hier?«, worauf der Mann antwortet: »Weil hier das Licht besser ist.«

Dieses Buch ist der Versuch, den Schlüssel zum Krebs an der richtigen Stelle zu suchen. Ich kenne viele Mainstream-Wissenschaftler, Forscher und Ärzte, die energisch gegen diejenigen protestieren, die nicht mehr dort suchen wollen, wo das Licht besser ist. Aber ist es denn ein Wunder, dass die Öffentlichkeit sich immer mehr alternativen Vorstellungen und Ansätzen zuwendet, wenn so viele Leben auf dem Spiel stehen und wir an der Stelle mit dem hellen Licht so grandios gescheitert sind? Lohnt es sich denn nicht, darüber nachzudenken, ob wir an der falschen Stelle suchen? Und wenn das der Fall ist – und ich bin natürlich der festen Überzeugung, dass dem so ist –, müssen wir nicht nur zu den Forschungen zurückkehren, die im Gange waren, als Nixon seinen Krieg erklärte, sondern zu einem wirklichen Verständnis dessen, was Krebs – und Leben – ist.

Teil 1

Ein neues Verständnis von Krebs

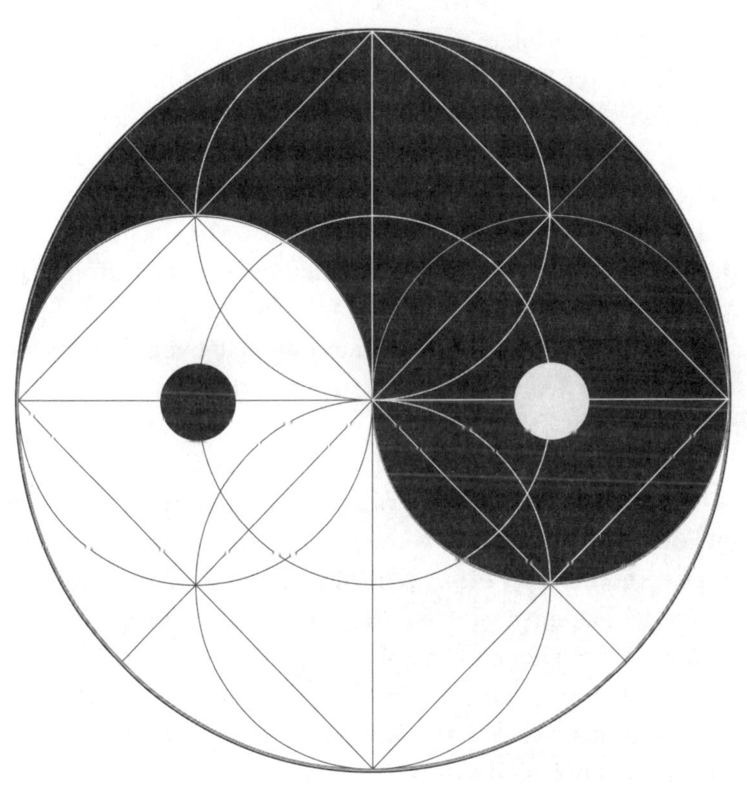

Kapitel 1

Das Scheitern der Onkogentheorie

Als Nixon den National Cancer Act unterzeichnete, war die große Neuigkeit in der onkologischen Welt gerade die Entdeckung der Onkogene, Gene, die in der Lage sind, Krebs zu verursachen. Ein paar Jahre später folgte die Entdeckung der Protoonkogene, normaler Gene, die zu Onkogenen mutieren und während der Zellteilung weitergegeben werden können. In manchen Fällen sind diese Mutationen harmlos, und der Schaden kann durch die körpereigenen DNA-Reparaturprozesse behoben werden, in anderen jedoch sind sie karzinogen und irreparabel. Diese karzinogenen Mutationen führen zu einem beschleunigten, unkontrollierten Wachstum und schließlich zu einer Proliferation der geschädigten Zellen in einem sogenannten Tumor (abgeleitet von dem lateinischen Wort für »Anschwellen«). Mit dem fortgesetzten Wachstum der schadhaften Zellen kommt es schließlich dazu, dass der Krebs streut beziehungsweise metastasiert, was letztendlich zum Tod des Patienten führt. Die üblichen onkologischen Strategien arbeiten mit Entfernen (Operation), Verbrennen (Bestrahlung) oder Vergiften (Chemotherapie) dieser schnell wachsenden Zellen, um den Körper des Patienten von dem Krebstumor zu befreien.

In der Medizin hoffen und erwarten wir, dass sich die Therapien, die zum Einsatz kommen, unmittelbar aus unserem Verständnis der Biologie der zu behandelnden Krankheit herleiten. Daher müssen wir hier kurz auf die der Onkogentheorie zugrunde liegenden

Annahmen eingehen, um dann die Grundlagen der derzeit angewendeten onkologischen Behandlungsverfahren verstehen zu können. Die moderne Auffassung der Zelle, entstanden in Jahrhunderten der Forschung, geht von einer fetthaltigen Membran aus, die ein mit Flüssigkeit gefülltes Inneres umschließt. In der Flüssigkeit, die auch als Zytoplasma bezeichnet wird, befinden sich diverse Organellen, Proteine und anderer intrazellulärer Inhalt.

Im Zytoplasma führen diese Organellen die Befehle aus, die ihnen durch Signale aus dem Zellkern übermittelt werden. Einige Organellen spielen bei der Proteinsynthese eine Rolle, andere bei der Energiegewinnung, wieder andere für den Elektrolyt- oder den Flüssigkeitshaushalt. Im Wesentlichen lässt sich das Zytoplasma mit einer Fabrik vergleichen, dem Ort, an dem unter dem Befehl des im Zellkern ansässigen Managements Dinge produziert werden.

Im Zellkern sitzt der Kontrollstand, die DNA, die die Zelle steuert und das »Mastermind« (Superhirn) aller zellulären Prozesse darstellt. Wie die meisten von uns in den oberen Schuljahren gelernt haben, besteht die DNA aus einem wie eine Doppelhelix geformten Strang von Nukleinsäuren, die in Segmente oder Gene aufgeteilt sind, von denen jedes die Blaupause für die Bildung seiner eigenen Kopie kodiert. Durch den Prozess der Transkription liefert die DNA eine Art Spiegelbild ihrer selbst, das als messenger-RNA (mRNA) bezeichnet wird. Die mRNA wird dann auf das Zytoplasma übertragen, bevor die Ribosomen oder Proteinfabriken sie in ein bestimmtes Protein übersetzen. Proteine sind die Aktionsmoleküle der Zelle, die die meisten oder sogar alle Zellfunktionen ausführen können. Die Sequenz der Gen-Basenpaare in der DNA steuert, welches Protein die Zelle produziert. Das zentrale Dogma in der Genetik lautet, dass jedes Gen für ein bestimmtes Protein kodiert und dass die Richtung stets von der DNA über die RNA zum Protein verläuft, niemals umgekehrt.

Es gibt viele Tausende dieser Gene. In gesundem Zustand bilden die Gene gesunde Proteine, die zum reibungslosen Ablauf verschiedener Prozesse beitragen. Wenn beispielsweise ein Gen für ein Protein in der Netzhaut kodiert, das am Farbensehen beteiligt ist, wird, solange in dem Prozess ein intaktes, funktionsfähiges Protein gebildet wird, das Ergebnis Farbensehen sein. Natürlich können viele Proteine am Farbensehen beteiligt sein, und in diesem Fall müssen intakte, funktionsfähige Proteine im richtigen Mengenverhältnis zueinander gebildet werden. An dem komplexen Prozess von Zellwachstum und Zellteilung wirken Tausende von Genen und Proteinen mit. Einige der Proteine fungieren als Rezeptoren an der Zellaußenwand und transportieren vielleicht Nährstoffe ins Zellinnere oder lösen ein Signal an die Zelle aus, sich zu teilen. Andere Proteine sind an der Bildung der Spindel beteiligt, die die Chromosomen auseinanderzieht, sodass sich zwei neue Kopien der Zelle bilden können. Wieder andere Proteine wirken an anderen Aspekten der Zellteilung mit.

Vereinfacht ausgedrückt, geht bei der Entstehung von Krebs die Vermehrung der Zelle zu oft und zu leicht vonstatten. Sie hat die Verbindung zu den verschiedenen Feedbackmechanismen verloren, die normalerweise die Geschwindigkeit und Häufigkeit der Zellteilung eingrenzen. Als Ergebnis entsteht eine Krankheit, gekennzeichnet durch eine fortgesetzte Zellteilung bis zu einem Punkt, an dem sich ein sichtbarer Tumor oder ein Neoplasma – eine Wucherung – bildet. Wenn wir wissen, so lautete das Versprechen der Onkogentheorie, wie ein normales Gen auf einem somatischen Chromosom (alle Chromosomen außer dem X- und dem Y-Chromosom) aussehen müsste, und wenn wir eine Mutation erkennen, dann ist diese möglicherweise für die Auslösung dieser proliferativen Veränderung verantwortlich. Ursprünglich verband man mit der Theorie unter anderem die Hoffnung, dass man Mutationen an Schlüsselgenen würde ausmachen können, die bei der Steuerung des Wachstumsprozesses eine entscheidende Rolle spielen. Zudem hoffte man, dass man es bei Krebs mit der Mutation an einem einzigen Gen zu tun hätte, sodass nur ein einziges Gen beschädigt wird, das ganz allein den Krebsprozess vorantreibt.

Mit dem Fortschreiten der Forschung seit Beginn der 70er-Jahre fanden die Forscher viele solcher charakteristischen Onkogene in allen möglichen Tumorarten, und als man diese Gene noch für einen integralen Bestandteil der Steuerung der Zellteilung hielt, wurde angenommen (und oft verkündet), man habe das Verursachergen für eine bestimmte Art von Krebs entdeckt und es sei nur eine Frage der Zeit, bis wir herausfinden würden, wie man dieses Gen korrigieren, komplett entfernen oder dem Patienten das »korrekte« Protein zuführen könne, um diesen fehlgesteuerten Krebsprozess zu umgehen. Im Laufe der Zeit zeichnete sich allerdings ein immer komplexeres Bild ab, bei dem ein Krebs nicht von einer einzigen Onkogenmutation, sondern vielmehr von den kumulativen Wirkungen vieler Genmutationen verursacht wird, die sich auf eine Vielzahl der Regulierungswege auswirken, von denen die Steuerung der Zellteilung und anderer Zellfunktionen abhängig ist.

In manchen Fällen entdeckten die Forscher, dass Tumore in einer einzigen Zelle Tausende von Mutationen enthielten, von denen viele eine bestimmte Rolle bei der Zellteilung spielten. Bei der Untersuchung unterschiedlicher Zellen aus dem Tumor einer einzigen Person fanden die Forscher nicht Millionen geklonter Zellen, die alle dasselbe mutierte Gen enthielten, sondern eine heterogene Mischung von Zellen, jede mit ihrem eigenen Satz mutierter Gene. Ein im Jahr 2013 veröffentlichter onkologischer Artikel vermittelte einen kleinen Einblick in die Komplexität des Themas: »Das maligne Melanom ist die aggressivste Krebsart beim Menschen, und das Verständnis dieses einzigartigen biologischen Verhaltens könnte helfen, bessere prognostische Verfahren und wirksamere Therapien zu entwickeln. Allerdings ist das maligne Melanom ein ätiologisch heterogener Tumor ... morphologisch und genetisch angetrieben durch eine Reihe von Onkogenen ... und Suppressorgenen.«[1]

Anders ausgedrückt: Man wollte die Onkogene ausfindig machen, die für das Melanom verantwortlich waren, und tatsächlich wurden eine Reihe verschiedener Onkogene entdeckt, die den Wachstumsprozess beim Melanom beeinflussen. Allerdings regen einige dieser Onkogene das Wachstum an, während andere es hemmen; verschiedene Individuen mit Melanom können auch unterschiedliche Onkogene aufweisen, und sogar bei ein und derselben Person können verschiedene Zellen eines Tumors unterschiedliche Onkogene besitzen. Es ist die Regel und nicht die Ausnahme, dass ein Mensch genetisch unterschiedliche Zellen hat und Zellen in derselben Krebsart genetisch unterschiedlich sind. Tatsächlich gibt es nur wenige Beispiele, bei denen alle Zellen des Krebstumors genetisch identisch sind und bei denen Individuen mit derselben Krebsart Zellen mit denselben genetischen Merkmalen aufweisen. Als Fazit bleibt: Durch die Suche nach somatischen Mutationen in Krebszellen konnten wir demonstrieren, dass Krebszellen bei Individuen mit derselben Krebsart und sogar innerhalb des Körpers oder des Tumors ein und desselben Individuums eine unendliche genetische Vielfalt besitzen. Es versteht sich von selbst, dass die Krebstherapie dadurch weit komplexer wird, als wir uns das vor 50 Jahren vorgestellt hatten.

Vor 50 Jahren setzte die Onkologie voll und ganz auf das Konzept, die dem Krebs zugrunde liegende Ursache sei in genetischen Mutationen zu finden, und wir, wenn wir die mutierten Gene in den Krebszellen eines Patienten oder eine spezifische Assoziation zwischen einer Mutation und einer bestimmten Art von Krebs finden könnten, auf dem Weg zu einer Heilung schon ein gutes Stück vorangekommen wären. Das war die Stelle, wo das Licht am hellsten war, also haben wir da gesucht. Und wir hatten uns auf eine Vorstellung von Biologie festgelegt, nach der die DNA unsere Zellfunktionen und damit unsere Gesundheit steuert.

Dieses Buch zeigt auf, dass diese Theorien beide auf tragischen Irrtümern basieren. Die in Krebszellen zu beobachtenden somatischen Mutationen sind das Resultat eines zellulären Verfallsprozesses, der mit Onkogenen, der DNA oder sogar dem Kern einer Zelle wenig zu tun hat. Zudem ist die Vorstellung falsch, die DNA bestimme als Mastermind das Leben der Zelle und steuere jede ihrer Aktivitäten. Vielmehr ist die DNA lediglich ein Aspekt des komplexen Lebens einer Zelle und eines Organismus. Die Wissenschaft muss unbedingt umdenken und von ihrer obsessiven Konzentration auf die DNA und ihrem genetischen Determinismus wegkommen, wenn wir je echte Fortschritte in der Prävention und Behandlung dieser verheerenden Krankheit machen wollen.

Wie war es überhaupt möglich, dass unsere Bundesregierung, unsere akademischen Institutionen und riesigen Forschungsunternehmen Milliarden von Dollar in die Verfolgung einer mit Fehlern behafteten Theorie dieser Krankheit pumpten? Ich weiß, das klingt unwahrscheinlich, ja sogar unmöglich. Aber versuchen Sie, Ihre Zweifel lange genug hintanzustellen, um sich die Resultate von 50 Jahren intensiver Forschung und die kläglichen Statistiken zur Chemotherapie vor Augen zu halten, und fügen Sie dem noch Folgendes hinzu: Bei der Mehrzahl der häufigeren Krebsarten – Brust-, Prostata- und Bauchspeicheldrüsenkrebs – hat die bereits 50 Jahre währende Suche nach Onkogenen zu keinerlei Änderungen bei der Behandlung geführt. Wir leben nicht in einer Zeit bio-individualisierter, auf Onkogenen basierender Therapien, sondern arbeiten immer noch mit derselben alten Triade: Entfernen (Operation), Verbrennen (Bestrahlung) oder Vergiften (Chemotherapie). In kaum einem Fall wird Krebs auf eine Weise behandelt, die von unserer Suche nach den Onkogenen inspiriert wäre. Mit anderen Worten, das Onkogen hat therapeutisch gesehen in keiner Weise gefruchtet. Wir sollten uns also fragen – und müssen das auch –, ob wir auf dem richtigen Weg sind.

Zugegebenermaßen sind besonders in den letzten 10 Jahren zahlreiche neue Verfahren zur Behandlung von Krebserkrankungen auf den Markt gekommen. Bei den meisten von ihnen handelt es sich um sogenannte »zielgerichtete Therapien«, die genau gegen eines oder mehrere der besprochenen Onkogene gerichtet sind. Angeblich befinden wir uns dank dieser neuen zielgerichteten Therapien unmittelbar vor einem Durchbruch in der Krebsbehandlung. Aber was zeigen die Studien zu diesen bahnbrechenden Therapien tatsächlich?

Ein im Jahr 2017 im *JAMA Oncology* publizierter Artikel legte einige erstaunliche Schlussfolgerungen vor. Von 69 neuen Krebsmedikamenten, die zwischen 2003 und 2013 zugelassen wurden, verlängerten nur 43 Prozent die Überlebenszeit um 3 Monate oder mehr, bei 11 Prozent waren es weniger als 3 Monate, bei 15 Prozent war die Überlebenszeit unbekannt, und 30 Prozent verlängerten die Überlebenszeit gar nicht.[2] Zudem wurden 45 Prozent dieser Medikamente mit einer geringeren Sicherheit für die Patienten in Verbindung gebracht.[3]

Eine 2017 im *British Medical Journal* (BMJ) veröffentlichte Studie über den Nutzen hinsichtlich Überlebenszeit und Lebensqualität durch 48 in Europa von der Europäischen Arzneimittel-Agentur (EMA) zwischen 2009 und 2013 zugelassene Krebsmedikamente kam zu ähnlichen Schlüssen: »Diese systematische Evaluierung der onkologischen Zulassungen durch die EMA im Zeitraum 2009–2013 zeigt, dass die meisten Arzneimittel ohne belegten Nutzen hinsichtlich der Überlebenszeit oder der Lebensqualität auf den Markt kamen. Mindestens 3,3 Jahren nach Markteinführung fand sich immer noch kein schlüssiger Nachweis, dass diese Medikamente bei der Mehrzahl der Krebsindikationen das Leben entweder verlängerten oder verbesserten. Verlängerte Überlebenszeiten im Vergleich zu existierenden Therapieoptionen oder Placebos waren häufig marginal.«[4]

Die Artikel in der *JAMA Oncology* und dem BMJ untersuchten Überlebenszeiten und Lebensqualität, aber man muss sich darüber im Klaren sein, dass viele Studien zu neuen Medikamenten, die angeblich gezielt auf Onkogene gerichtet sind, deren Wirksamkeit hinsichtlich Überlebenszeiten und Lebensqualität gar nicht bewerten. So stellte beispielsweise die BMJ-Studie fest, dass nur in 26 Prozent der Arbeiten die Überlebenszeit primärer Zielpunkt war.[5]

Die übrigen arbeiteten mit Surrogatmarkern. Das bedeutet: Liegt beispielsweise bei einem Patienten ein 5 × 5 Zentimeter großer Tumor in der Bauchspeicheldrüse vor und eine Behandlung lässt diesen Tumor auf 1 × 1 Zentimeter schrumpfen, dann kann diese Behandlung wegen ihrer Wirkung auf den Tumor als wirksam bezeichnet werden. Problematischerweise dokumentiert die onkologische Literatur immer wieder, dass die erfolgreiche Verkleinerung eines Tumors nicht unbedingt gleichbedeutend mit einer Verbesserung für den Patienten ist. Die Toxizität des beim Patienten angewendeten Medikaments kann bedeuten, dass er sogar früher stirbt und seine Lebensqualität mit dem Medikament geringer ist, als wenn er gar nicht behandelt worden wäre.

Anders ausgedrückt: Surrogatmarker können für die Evaluierung einer neuen Krebstherapie völlig sinnlos sein, weil die Ergebnisse so formuliert werden können, dass die Therapie selbst dann als erfolgreich hingestellt werden kann, wenn sie den Patienten umbringt. Und dennoch: Von den Studien, die in dem BMJ-Artikel überprüft wurden, untersuchte nur ein Viertel die Gesamtüberlebenszeit oder Lebensqualität bei den neuen »zielgerichteten« Krebstherapien. In 69 Prozent der Fälle basierte die Zulassung auf Studien zu Surrogatmarkern. Sie lieferten also keine echten Informationen darüber, ob die Medikamente überhaupt eine Verbesserung des Ergebnisses für die *Patienten* bewirkten. Das sollten Sie genau bedenken, wenn Sie das nächste Mal etwas über vielversprechende neue »zielgerichtete« Krebsmedikamente hören.[6]

Und schließlich müssen wir uns mit der Behauptung befassen, einige dieser Onkogene seien bereits identifiziert worden, auch wenn noch ein langer Weg vor uns liege, bis wir jene Onkogene identifiziert hätten, die bei bestimmten häufigen Krebsarten eine Rolle spielten. Zudem handle es sich dabei um einen medizinischen Durchbruch, und diese Entdeckungen sollten uns alle im Hinblick darauf, dass die Wissenschaft auf dem richtigen Weg sei, zuversichtlich stimmen. Das bekannteste Beispiel in dieser Hinsicht ist BRCA, das Brustkrebsgen, das Angelina Jolie (und Tausende weiterer Frauen) veranlasste, sich einer beidseitigen Mastektomie zu unterziehen. Bei Trägerinnen dieses Gens, so hören wir, besteht ein erhöhtes Risiko, an aggressivem Brustkrebs zu erkranken. Es ist der Beweis dafür, so hören wir, dass eine einzige Genmutation Krebs verursachen könne, und wir dürfen daher glauben, es werde jeweils für alle Krebsarten ein ähnliches Gen gefunden, wenn wir nur genug Zeit und Geld investierten.

Der Haken ist allerdings, dass sich dieser Schlussfolgerung nicht alle anschließen, die sich eingehend mit diesem Thema befassen. Eine 2018 in *The Lancet Oncology* veröffentlichte Studie untersuchte Frauen im Alter von 40 Jahren und darunter, die in jungen Jahren an Brustkrebs erkrankt waren, um die Wirkung einer BRCA1- oder BRCA2-Mutation auf den Ausgang der Krankheit zu ermitteln. Die Autoren der Studie kamen zu dem Schluss: »Zwischen Patientinnen mit einer BRCA1- oder BRCA2-Mutation und Patientinnen ohne diese Mutationen [besteht] kein signifikanter Unterschied in der Gesamtüberlebenszeit oder der langfristigen krankheitsfreien Überlebenszeit nach einer Brustkrebsdiagnose.«[7] Die Autoren stellen weiterhin fest: »Nach Bereinigung um bekannte prognostische Faktoren fanden wir keine eindeutigen Beweise dafür, dass sich BRCA1- oder BRCA2-Keimbahnmutationen signifikant auf die Gesamtüberlebenszeit bei Brustkrebs auswirken.«[8] Tatsächlich bedeutet die BRCA-Mutation nicht das Todesurteil, als das sie immer hingestellt wird; vielmehr ist die BRCA-Mutation heterogen, und einige ihrer Varianten könnten sogar eine Schutzwirkung haben. Die Autoren eines 2011 in der Zeitschrift *Surgery* publizierten Artikels mit dem Titel »The Case against BRCA 1 and 2 Testing (Argumente gegen das Testen auf BRCA 1 und 2)« schreiben: »Bei einer Variante des K1183R besteht ein umgekehrter Zusammenhang mit einem Krebsrisiko. Anscheinend können einige Polymorphismen sogar eine schützende Wirkung haben.«[9]

Eine Metaanalyse von 66 Studien zu Mutationen des BRCA-Gens aus dem Jahr 2015 kam zu folgendem Schluss: »Im Gegensatz zu der derzeit unter vielen Onkologen verbreiteten Auffassung und trotz 66 publizierter Untersuchungen sind evidenzbasierte Schlussfolgerungen über den Zusammenhang zwischen der Trägerschaft von BRCA1- und/oder BRCA2-Mutationen und einer Brustkrebsprognose bisher nicht möglich.«[10] Mit anderen Worten: Die Mehrzahl der Studienergebnisse zu BRCA-Genmutationen zeigt, dass diese die Prognose für die Trägerinnen dieser Mutationen kaum beeinflussen. Als damals die Medien anscheinend gar nicht genug über Jolies Entscheidung berichten konnten, drängte sich mir die Frage auf, ob es sich bei den Presseberichten und der öffentlichen »Aufklärung« über BRCA1 und BRCA2 in diesem Zusammenhang nicht in Wirklichkeit um eine raffinierte Werbekampagne für eine gescheiterte Therapie handelte und nicht um echte Informationen, die echten Menschen helfen und echtes Leid verhindern könnten.

Abschließend wenden wir unsere Aufmerksamkeit dem »Star« der Onkogenszene zu: dem Medikament Gleevec. Hierbei handelt es sich um eine zielgerichtete Therapie gegen eine seltene Form der Leukämie, die sogenannte chronische myeloische Leukämie (CML), die als reinstes Beispiel der Verursachung einer speziellen Form von Krebs durch eine einzige Mutation gilt. Gleevec stört die Expression dieses Gens und führt zu einer raschen und drastischen Remission ohne Schädigung der gesunden Zellen. Dieses Resultat wurde und wird als der stärkste mögliche Beweis für die Onkogentheorie gepriesen. Sie sehen, welche (durch ein wenig Vorsicht gedämpfte) Begeisterung die Entdeckung von Gleevec auslöste:

»Gleevec stellt in gewisser Weise einen Ausnahmefall dar, und der gleiche Erfolg ist bei anderen Krebsarten in absehbarer Zeit kaum zu erwarten. Anders als die meisten anderen Krebsarten, deren Ursachen in einer Vielzahl komplexer interagierender genetischer und Umweltfaktoren liegen und bei denen daher viele Zielvorgaben eine Rolle spielen, wird CML von einem einzigen entarteten Protein verursacht, das mit einer konsistenten chromosomalen Translokation in Zusammenhang steht. Die Wissenschaftler konnten daher all ihre Anstrengungen auf dieses einzige Ziel konzentrieren. Dennoch ist und bleibt die Gleevec-Story ein hervorragendes und, wie manch einer sagen würde, wunderbares Beispiel dafür, wie das Wissen von der biologischen Funktion der Zelle zu einer lebensrettenden medizinischen Behandlung führen kann.«[11]

Selbstverständlich sollte man Erfolge anerkennen, wenn es angebracht ist, und einem Durchbruch in der Krebstherapie Beifall zollen, auch dann, wenn er nur eine seltene Form der Krankheit betrifft. Interessant im Zusammenhang mit der Gleevec-Story ist allerdings, dass es in den letzten Jahren Berichte über zwei andere oft eingesetzte Medikamente gab, die ebenfalls eine drastische Heilwirkung bei CML-Patienten zeigen. Allerdings wirkt keines der beiden auf das Onkogen ein, das angeblich diese Krankheit verursacht. Vielmehr haben beide Medikamente ebenso wie das

Gleevec-Molekül eine dreidimensionale Molekularstruktur, weswegen sich die Forscher nun fragen, ob dies nicht der wahre Grund für die Wirksamkeit von Gleevec bei CML ist. Mit anderen Worten: Selbst für das Wunder von Gleevec bei CML könnte es eine andere, einfachere, präzisere Erklärung geben als seine Wirkung auf ein Onkogen.

Diese sonderbare Möglichkeit, die »Form« von Gleevec könnte ihm seine Wirkung verleihen, ist ein deutliches Indiz dafür, dass andere Erklärungen für Krebs möglich sind. Von all diesen ist die plausibelste »alternativ mögliche Erklärung«, die Onkogentheorie – auf der die gesamte Biotechindustrie aufbaut – könnte falsch sein. Oder, fairer ausgedrückt: Im besten Falle stellt die Onkogentherapie vielleicht nur eine oberflächliche Erklärung der Biologie der Krebserkrankungen dar. Was, wenn Krebs nicht in erster Linie genetische Ursachen hat? Was, wenn Hunderte, sogar Tausende somatischer Mutationen, die mittlerweile in Verbindung mit Krebszellen entdeckt wurden, nicht dessen *Ursache,* sondern ein *Symptom* für tieferliegende Prozesse sind, die zu einer Degeneration des zellulären Milieus geführt haben? Sollte das der Fall sein: Welche Ereignisse führen dann dazu, dass sich eine gesunde Zelle in eine Krebszelle verwandelt – und welches ist der »Schauplatz«, auf dem sich diese Ereignisse abspielen? Können wir einen Mechanismus identifizieren, der von Zellanomalitäten zu einer Zunahme somatischer Mutationen führen kann?

Kapitel 2

Der Schauplatz von Krebs

Vom wissenschaftlichen Standpunkt aus lässt sich die Frage, ob wir den »Schauplatz« von Krebs fälschlicherweise im Zellkern verortet haben, tatsächlich überraschend einfach beantworten. Sie wurde nämlich weitestgehend bereits vor einem Jahrhundert geklärt, zunächst durch die Arbeiten von Dr. Otto Warburg und in jüngerer Zeit durch die von Dr. Thomas Seyfried. Die für das Verständnis der Ätiologie von Krebs wichtigste Organelle ist nicht der Zellkern; es sind die Mitochondrien. Wie jedes System in der Natur benötigt auch die Zelle Energie, um zu arbeiten. Mit Arbeit wird in diesem Fall jeder in der Zelle ablaufende Prozess bezeichnet. Die Mitochondrien sind die Kraftwerke der Zelle, die die Energie für diese Prozesse liefern. Man nimmt an, dass diese Mitochondrien ursprünglich aus primitiven Bakterien entstanden sind, die vor langer Zeit durch Symbiogenese mit den sich entwickelnden Säugetierzellen verschmolzen. Zudem sind sie der Ort, an dem sich die oxidative Phosphorylierung abspielt, also der Prozess, mit dessen Hilfe unsere Zellen die nötige Energie erzeugen, um all ihre Funktionen aufrechterhalten zu können.

Ziel des Prozesses der oxidativen Phosphorylierung ist es, in einer Reihe von Einzelschritten ATP (Adenosintriphosphat) zu produzieren, das Energiemolekül, mit dem die Zelle alle anderen Vorgänge in der Zelle mit Brennstoff versorgt. Bei der oxidativen Phosphorylierung entstehen aus jedem Glukosemolekül, das in diesen Prozesspfad eintritt, 36 ATP-Moleküle. Einfach ausgedrückt, verwenden unsere Zellen Glukose, um über einen in unseren Mitochondrien lokalisierten biochemischen Pfad Energie zu produzieren. Wir verfügen allerdings noch über einen weiteren Pfad zur Energieerzeugung, die sogenannte Glykolyse (die im Wesentlichen ein Fermentationsprozess ist), die für das Verständnis der Krebsentstehung entscheidend ist. Dieser glykolytische Pfad wird von primitiven Organismen wie Hefe zur Energieerzeugung genutzt, und die Zellen von Säugetieren schalten von der oxidativen Phosphorylierung auf den glykolytischen Pfad um, wenn ihnen nicht genug Sauerstoff zur Verfügung steht und die oxidative Phosphorylierung ins Stocken gerät oder wenn im Pfad der oxidativen Phosphorylierung selbst eine Störung auftritt.

Der glykolytische Pfad ist weit weniger effektiv bei der Bildung von ATP als die oxidative Phosphorylierung. Tatsächlich werden bei der Glykolyse nur zwei ATP-Moleküle pro Glukosemolekül erzeugt, im Gegensatz zu den 36, die bei der oxidativen Phosphorylierung entstehen. Zudem spaltet die Glykolyse, anders als die oxidative Phosphorylierung, die Glukose nicht vollständig in Wasser und Kohlendioxid (CO_2) auf; die glykolytischen Pfade erzeugen toxische Nebenprodukte, unter anderem Alkohol und Milchsäure. Das ist zwar gut für die Produktion von Wein oder Bier, aber nicht für unsere Zellen. Dieser Vorgang wird als Warburg-Effekt bezeichnet, nach dem deutschen Arzt, Physiologen und Nobelpreisträger Otto Warburg, der ihn 1924 erstmals beschrieb.

Um das meinen Patienten zu erklären – dass nämlich die oxidative Phosphorylierung in den Mitochondrien abläuft und 36 Einheiten ATP pro Glukosemolekül liefert, im Gegensatz zum glykolytischen Pfad, der im Zytoplasma abläuft und nur zwei liefert –, sage ich ihnen, dass es so ähnlich ist, als hätten sie einen Job, für den sie 36 Dollar pro Stunde bekommen, bis der Chef plötzlich sagt, ihr neues Gehalt läge aufgrund betrieblicher Veränderungen ab jetzt nur noch bei 2 Dollar pro Stunde. Wenn sie nicht kündigen und sich einen neuen Job suchen, bleibt ihnen nichts anderes übrig, als achtzehnmal so viel zu arbeiten, um dasselbe Einkommen zu erzielen. Für die meisten Menschen wäre das schlicht unmöglich. Unseren Zellen geht es nicht anders. Wenn sie feststellen, dass sie für ihre Energieversorgung auf die Glykolyse angewiesen sind, sind sie ebenfalls mit einem chronischen Energiedefizit konfrontiert, das sich schnell zuspitzt. Sie können einfach nicht schnell genug produzieren.

In den meisten Zellen werden etwa 40 Prozent der erzeugten Energie für die Mitose aufgewendet. Weitere 40 Prozent halten das richtige Elektrolytgleichgewicht aufrecht, insbesondere das Gleichgewicht zwischen Natrium und Kalium innerhalb und außerhalb der Zelle. Zellteilung und der Ionentransport durch die Zellmembran sind grundlegende Lebensfunktionen der Zelle. Eine Zelle, die sich nicht teilt, stirbt zwangsläufig ab. Eine Zelle, die das richtige Ionengefälle zwischen den beiden Seiten der Membran nicht aufrechterhalten kann, verliert ihre Ladung und kann sich nicht in das umgebende Gewebe und Organ integrieren. Eine Zelle mit Energiedefizit gleicht einem Hausbesitzer mit einer monatlichen Hypothek von 30 000 Dollar und einem Monatsgehalt von 1500 Dollar. Jeden Augenblick kann es zur Katastrophe kommen.

Das erklärt, warum man mit Positronen-Emissions-Tomographie-Scans (PET) Krebs diagnostizieren kann. Bei einem PET-Scan wird dem Patienten radioaktive Glukose injiziert. Da Krebszellen wegen ihres Energiedefizits achtzehnmal so viel Glukose benötigen wie eine normale Zelle, um dieselbe Menge Energie zu erzeugen, versuchen sie, durch »Hochregulieren« aller verfügbaren Mechanismen an mehr Glukose zu kommen. Natürlich bringen sie es nie auf die achtzehnfache Menge, aber sie erhöhen ihre Glukoseaufnahme stark genug, dass dies im PET-Scan als helles Areal sichtbar wird. Die Zellen mit übermäßiger Glukoseaufnahme sind die Krebszellen. Das ist ein diagnostisches Routineverfahren, mit dem wir Nester von Krebszellen an verschiedenen Stellen im ganzen Körper aufspüren können. Wie damit zweifelsfrei feststeht, ist die Energieproduktion eines der charakteristischsten Kennzeichen des Krebsprozesses.

Von Dr. Thomas Seyfried, Krebsforscher und Professor für Biologie am Boston College, stammen die wichtigsten jüngeren Arbeiten, die nachweisen, dass Krebs in erster Linie eine Stoffwechselerkrankung ist und nicht eine genetische, die durch Anomalitäten in Zellkern und DNA verursacht wird. In seinem wegweisenden Buch *Cancer as a Metabolic Disease* schildert Dr. Seyfried die jahrelange Arbeit, in der Wissenschaftler Zellkerne sowohl aus gesunden als auch aus Krebszellen transplantierten. Die Forscher stellten ausnahmslos folgendes fest: Bei der Transplantation von Zellkernen – dem Ort, an dem sich die DNA und speziell bei Krebs mutierte DNA findet – aus gesunden Zellen in das Zytoplasma gesunder Zellen sind die nachfolgenden Zellgenerationen ebenfalls gesund. Nicht überraschend ist auch ihr Ergebnis, dass bei der Transplantation von Zellkernen aus Krebszellen mit den somatischen Mutationen, die Krebs verursachen sollen, in das Zytoplasma von Krebszellen die nachfolgenden Zellgenerationen Krebs aufweisen.

Aber jetzt kommt der interessante Punkt: Bei der Transplantation von Zellkernen aus Krebszellen in Zellen mit gesundem Zytoplasma waren die nachfolgenden Zellgenerationen gesund und wiesen keinerlei Anzeichen von Krebs auf. Bei dem umgekehrten Versuch mit der Transplantation gesunder Zellkerne aus nicht kanzerösen Zellen in das Zytoplasma von Krebszellen wurden die nachfolgenden Zellgenerationen zu Krebszellen.[1] Interessanterweise spekulieren die Forscher, es könnte Mechanismen geben, durch die das Zytoplasma imstande war, die Mutationen in den Krebszellkernen zu »heilen«.

Mit anderen Worten: Sie ziehen anscheinend die Möglichkeit überhaupt nicht in Betracht, dass somatische Mutationen gar nicht krebsauslösend wirken. Dieses Beispiel zeigt, wie stark das genetische Paradigma ist: Es bestimmt, was wir sehen können und wie wir die Tatsachen interpretieren.

Wenn wir akzeptieren, dass dies die entscheidenden, der Entwicklung einer Krebserkrankung zugrunde liegenden Vorgänge sind, müssen wir uns im nächsten Schritt mit der Frage befassen, ob es uns gelingen kann, den Krebszellen Glukose zu entziehen, gleichzeitig aber die Versorgung der gesunden Zellen weiter aufrechtzuerhalten. Damit ließe sich die für die Krebsentwicklung entscheidende energetische Dynamik ins Gleichgewicht bringen. In der Regel bedeutet das, sich mit der ketogenen Diät und verschiedenen Medikamenten und Nahrungsergänzungsmitteln zu befassen, die sich auf den Blutzuckerspiegel auswirken oder die Fähigkeit der Krebszellen beeinträchtigen, die riesigen Mengen von Glukose aufzunehmen, die sie benötigen.

Grundlage dieser Interventionen ist die Tatsache, dass wegen des hohen Glukosebedarfs der Krebszellen diese gezwungenermaßen auf Stoffwechselflexibilität verzichten und einzig und allein auf die Glykolyse setzen. Normale, gesunde Zellen, deren Glukosebedarf sehr viel geringer ist, haben das nicht nötig und behalten daher die Fähigkeit, Fette und Proteine als Energiequellen zu nutzen. Bei der ketogenen Diät wird auf Kohlenhydrate (Glukose) in der Nahrung verzichtet. Wenn die ketogene Diät als Maßnahme bei Krebs eingesetzt wird, werden – so die Theorie – die Krebszellen ausgehungert, während gleichzeitig die gesunden Zellen die reichlich angebotenen Fette als Energiequelle nutzen können. Obwohl dies vielversprechend klingt und sich tatsächlich die Anzeichen mehren, dass vielen Krebspatienten damit geholfen werden kann, gibt es auch hier in Theorie und Praxis noch Schwachstellen.

Auf den wichtigsten Schwachpunkt wies Seyfried selbst hin: Unabhängig davon, wie wenig Kohlenhydrate oder sogar wie wenig Nahrung man zu sich nimmt – selbst wenn die Patienten tagelang ausschließlich mit Wasser fasten –, verhindern die körpereigenen Mechanismen der Blutzuckerregulierung, dass der Blutzucker so weit abfällt, wie es zum Aushungern der Krebszellen nötig wäre. Deswegen besteht Dr. Seyfried darauf, wir müssten blutzuckersenkende Wirkstoffe oder Medikamente einsetzen, um das Fasten und die ketogene Diät zu intensivieren. Leider gibt es keinen solchen Wirkstoff, der sicher oder zuverlässig wäre.

Ich bin sehr dafür, den diätetischen und medikamentösen Ansatz weiterzuverfolgen, der sich die Stoffwechselrigidität der Krebszellen zunutze macht, und ich glaube, zu diesem wichtigen Thema sollte weiter geforscht werden. Gleichzeitig bin ich allerdings der Meinung, dass wir unser Verständnis der Vorgänge im Zytoplasma vertiefen müssen. Da wir nun das Zytoplasma als den Schauplatz identifiziert haben, an dem sich der Krebsprozess abspielt, und erkannt haben, dass der dort auftretende Defekt eine Frage des Bedarfs und der Verfügbarkeit von Energie in der Zelle ist, müssen wir uns im nächsten Schritt eingehender mit der Natur des Zytoplasmas befassen und zu verstehen versuchen, was eigentlich Heilung und Ganzheit bei unseren Krebspatienten bedeutet. Damit entfernen wir uns noch weiter vom Ort des hellsten Lichtes und beginnen, ganz anders über das Wesen von Gesundheit und Krankheit, unser Wissen über Biologie und die Beschaffenheit des Lebens nachzudenken.

Sehr früh im Leben lehrt man uns fälschlicherweise, Materie könne nur in einem von drei »Aggregatzuständen« existieren: fest, flüssig oder gasförmig. So kann beispielsweise Kupfer in Form von festem Kupfer (häufig mit anderen Elementen vermischt), als geschmolzenes oder flüssiges Kupfer oder, wenn es extremer Hitze ausgesetzt wird, als gasförmiges Kupfer existieren. Andere Aggregatzustände gibt es nicht, und der Wechsel von einem Zustand zum nächsten verläuft ohne Zwischenschritte. Die Umwandlung erfolgt überwiegend unter dem Einfluss von Hitze, aber auch andere Faktoren wie beispielsweise Druck können eine Rolle spielen.

Auf Wasser angewandt legt dieses Konzept nahe, dass es nur in Form von Eis (fest), Wasser (flüssig) oder Dampf (gasförmig) existieren kann. Das haben wir alle im Sachkundeunterricht in der Grundschule gelernt. Das Problem liegt, wie bei so vielen »Wahrheiten« in der Naturwissenschaft (und offen gestanden in unserer Kultur allgemein), darin, dass dieses Konzept nicht einmal einer oberflächlichen Überprüfung standhält. Beispielsweise haben wir alle schon einmal Wackelpudding gesehen oder vielleicht sogar gegessen, der zu 90 Prozent aus Wasser besteht und sich doch eindeutig in keinem der drei oben genannten Aggregatzustände befindet. Tatsächlich ist der Aggregatzustand, den eine Substanz annimmt, keine vage Vorstellung; er kann eindeutig mithilfe von Apparaten demonstriert werden, die den Bindungswinkel zwischen den einzelnen Molekülen messen. Eis besitzt einen bestimmten Bindungswinkel zwischen allen Molekülen, Wasser einen anderen, und im Dampf sind die Moleküle meist gar nicht an die anderen gebunden. Das Gel des Wackelpuddings weist keinen dieser Bindungswinkel auf. Vielmehr besitzt es einen intermediären Bindungswinkel, der charakteristisch für den Gelzustand ist. In seinem bahnbrechenden Buch *The Fourth Phase of Water* (Deutsche Ausgabe: *Wasser – mehr als H_2O*) beschreibt Dr. Gerald Pollack detailliert die Bildung und die charakteristischen Eigenschaften dieses Aggregatzustands, den er als vierte Phase bezeichnet. Ihre Existenz ist unbestritten. Das Problem besteht darin, dass ihre Bedeutung für das gesamte Gebiet der Biologie nicht erkannt wurde.

Wasser ist, zumindest soweit ich weiß, die einzige »Substanz«, die in diesem vierten Aggregatzustand existieren kann. Diese vierte Phase des Wassers, die auch als strukturiertes Wasser bezeichnet wird, ist die Grundlage des biologischen Lebens.

Die ersten Zweifel am Dogma der drei Aggregatzustände der Materie kamen mir, als ich begann, als Arzt in der Notaufnahme zu arbeiten. Natürlich hatte man uns gelehrt, dass jede Zelle etwa 70 Prozent Wasser enthält. Das war leicht zu beweisen, und dann wurde nie wieder von Wasser gesprochen. Mit anderen Worten: Nach dieser kurzen Erwähnung wurden sowohl Rolle als auch Aggregatzustände des Wassers vollkommen ignoriert. Wir gingen einfach davon aus, es müsse flüssig sein. Aber in der Notaufnahme sah ich Hunderte von Menschen mit traumatischen Verletzungen – Schusswunden, Stichwunden und anderen furchtbaren Läsionen –, doch nie sah ich Wasser aus einem Verletzten spritzen oder sich neben ihm auf dem Boden eine Wasserlache bilden. Wo war das Wasser? Blut, ja, aber ich hatte gerade Jahre damit verbracht, mir erzählen zu lassen, der Mensch sei im Grunde genommen nichts anderes ist als ein Sack voll Wasser mit darin gelösten Stoffen. Und doch findet sich eindeutig in keiner der Zellen unseres Körpers Wasser.

Als ich Jahre später die Arbeiten von Dr. Pollack und die des Zellphysiologen und Biochemikers Dr. Gilbert Ling las, stieß ich auf des Rätsels Lösung. Das ganze »Wasser« in unseren Zellen existiert in der vierten oder strukturierten Phase. Genau wie in Wackelpudding kann man Löcher hineindrücken oder es zusammendrücken, ohne jemals »Wasser« herausspritzen zu sehen, weil das »Wasser« in einer Gelmatrix zusammengehalten wird. Wackelpudding bildet sich durch die Interaktion zwischen einer hydrophilen Oberfläche (in diesem Fall die Proteine in der Gelatine), Wasser und schließlich einer Wärmequelle. Die Aufgabe der Wärme bei der Bildung von Wackelpudding besteht darin, die Proteine aufzufalten, sodass sie an die Wassermoleküle andocken können. Ohne Wärme bleiben die Proteine eng gefaltet und können nicht an Wasser binden, folglich bildet sich kein Gel. Bei der Abkühlung bildet sich das charakteristische Gel. Mit dem Wasser im Inneren unserer Zellen verhält es sich ähnlich. Man beginnt mit Wasser und fügt Protein hinzu (es gibt Hinweise darauf, dass es sich bei dem Protein um Aktin handelt, eines der wichtigsten Strukturproteine im Körper), die dann zusammen das für die vierte Phase charakteristische Gel bilden.

Was ist mit Wärme? Es liegt auf der Hand, dass wir auf dieses System keine direkte Wärme einwirken lassen können, damit sich die Proteine entfalten.

Ling entdeckte, dass das ATP, das sogenannte Energiemolekül, gar keine Energie erzeugt, sondern in biologischen Systemen die Rolle der Wärme übernimmt. ATP bindet speziell an das Ende der intrazellulären Strukturproteine, sodass sie sich entfalten, und ermöglicht ihnen so die Bindung an das Wasser in der Zelle und damit die Gelbildung. Ohne ATP bildet sich kein Gel und die Zelle wird funktionsunfähig. Diese unentbehrliche, aber missverstandene Funktion von ATP in biologischen Systemen wird für unser Verständnis des Krebsprozesses von entscheidender Bedeutung sein.

Die Integrität des intrazellulären Gels spielt eine Rolle bei jeder wichtigen Funktion innerhalb der Zelle. Sie ist die Grundlage des Lebens selbst und die Manifestation oder Verkörperung dessen, was ich als Lebenskraft des Organismus bezeichne. Wenn es sich beispielsweise in der richtigen, klaren, kristallinen »Struktur« mit dem korrekten Bindungswinkel bildet, bindet das intrazelluläre Gitter, bedingt durch seine spezifische Größe, von selbst an das Kalium in der Zelle und drängt das Natrium hinaus. Wie ich in meinem 2018 erschienenen Buch *Vaccines, Autoimmunity, and the Changing Nature of Childhood Illness* dargelegt habe, ist das die wahre Natrium-Kalium-Pumpe – nicht die weitgehend unbedeutende Pumpe in der Zellmembran. Die Natur ist so organisiert, dass das Gel selbst ohne zusätzlichen Energiebedarf für diese wichtige Verteilung des Kaliums innerhalb und des Natriums außerhalb der Zelle sorgt und sie unterstützt. Infolgedessen bekommt die Zelle eine Ladung, kann »arbeiten«, und ist dann dank der Ladungshülle auf ihrer Außenseite in der Lage, sich räumlich korrekt im Verhältnis zu anderen Zellen auszurichten. Anders ausgedrückt: Ohne das gesunde Natrium-Kalium-Gefälle verliert die Zelle ihre Ladung und ist dann, ähnlich einer Batterie, tot. Eine tote Zelle verliert ihre Ladungshülle, verklumpt mit anderen Zellen und bildet den charakteristischen Tumor, der eines der Kennzeichen von Krebs ist.

Eine weitere Aufgabe des intrazellulären Gels besteht darin, den Protein- oder DNA-Strukturen innerhalb unserer Zellen eine räumliche Orientierung zu ermöglichen. Mit anderen Worten: Proteine und DNA arbeiten korrekt, weil sie innerhalb der Zelle eine bestimmte und funktionale dreidimensionale Form annehmen. Diese Formbildung ist ein direktes Resultat der Interaktion der Zelle mit Wasser. So lieferte beispielsweise das Humangenomprojekt die Erkenntnis, dass die DNA etwa 30 000 funktionsfähige Gene enthält. Als die aktiven Bereiche der DNA sind die Gene die Einheiten, die für die einzelnen Proteine kodieren. Früher nahm man an, jedes Gen kodiere nur für ein einziges bestimmtes Protein, aber später fand man heraus, dass unsere Zellen mindestens 200 000 Proteine enthalten. Die Frage war, wie können 30 000 Gene für 200 000 Proteine kodieren? Es ist wie beim Scrabblespielen. Ein Gen gleicht einem Buchstaben etwa T, E, M und A. Daraus wird das Wort (oder Protein) *Mate*. Ebenso kann es aber auch zu *Team* oder sogar *Meta* werden; das hängt vom »Bewusstsein« des Spielers ab. Inzwischen wissen wir, dass es Schneide- und Spleißproteine gibt, die tatsächlich die Reihenfolge der Buchstaben in unseren Genen festlegen. Der entscheidende Faktor bei der Expression eines Gens liegt jedoch in dem strukturierten Gel, das die DNA beherbergt, nicht in der DNA selbst. Man könnte auch sagen, die Gelstruktur des Wassers entspricht dem Bewusstsein des Spielers beim Scrabble. Das bedeutet, dass die Expression unserer DNA, genau das, worauf die moderne Onkologie so fixiert ist, nichts anderes ist als das Resultat einer korrekt gebildeten und funktionierenden Gelstruktur in der Zelle.

Der »Grund«, aus dem die Natur das Wasser für diese essenzielle Rolle in unserer Biologie ausgewählt hat, sind zwei einzigartige und wesentliche Eigenschaften des strukturierten Wassers. Zum einen besitzt es unendlich viele Bindungspositionen, und zum anderen kann es unmittelbare Wirkungen in der gesamten Zelle auslösen, sobald irgendetwas an diese intrazelluläre kristalline Gelstruktur bindet. Man kann sich das wie einen Fensterladen vorstellen, der sich entweder in geöffnetem (lässt Licht ein) oder geschlossenem (Dunkelheit) Zustand befinden kann. Durch einfaches Umlegen eines Hebels oder Ziehen an einem Seil verändert der ganze Laden seinen Zustand. Das intrazelluläre Gel bindet an Hormone, chemische Substanzen, Emotionen, Gedanken und so weiter; jedes von diesen bewirkt feine Veränderungen seiner Konfiguration, die dann von der Zelle in eine bestimmte Aktion umgesetzt werden. Wenn man beispielsweise Östrogen in die Zelle einführt, bindet es an das intrazelluläre Gel und verändert es leicht; dadurch kommt es zur Entfaltung der DNA und ermöglicht die Expression des DNA-Abschnitts, der für die Bildung von Brustgewebe kodiert. Auf diese Weise bewirkt der Kontakt mit Östrogen den von der Zelle gewünschten Effekt. Menschen interagieren mit unendlich vielen Reizen und werden von ihnen beeinflusst. Unsere Fähigkeit, diese Reize zu akzeptieren und sie in Handlungen umzusetzen, ist eine Funktion unserer intrazellulären Gele. Das ist bei Reizen durch chemische Substanzen ebenso der Fall wie bei tiefgreifenden spirituellen Impulsen. Nichts wird in Handlung umgesetzt, ohne dass es unsere intrazellulären Gele beeinflusst.

Diese Vorstellung ermöglicht also eine Arbeitsdefinition von Gesundheit und Krankheit. Gesundheit ist der optimale Zustand der intrazellulären Gele. Krankheit sehen wir dann, wenn dieser Gelzustand sich verschlechtert. Es ist folglich kein Wunder, dass gute Nahrung, gesundes Wasser, Sonnenlicht, Interaktion mit der Erde, Liebe und Anerkennung – die sämtlich die Bildung von gesünderem, widerstandsfähigerem intrazellulärem Gel bewirken – unsere Gesundheit verbessern. Andererseits verschlechtert Kontakt mit Glyphosat, elektromagnetischen Feldern und toxischen Chemikalien den Zustand unserer Gele und macht uns krank. Dieses Buch ist im Wesentlichen eine Untersuchung, wie die Gegebenheiten unsere intrazellulären Gele beeinflussen und letztlich entweder zu Krankheiten führen oder uns von dem Krankheitsbild heilen können, das wir Krebs nennen.

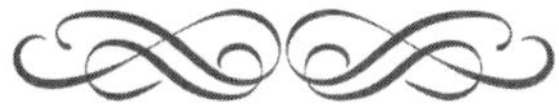

Meine medizinische Ausbildung verlief in ungewöhnlichen Bahnen, wofür ich heute, Jahrzehnte später, dankbar bin. Unter anderem habe ich während dieser Zeit gelernt, dass man sich nicht nur in Biologie und Medizin auskennen muss, um anthroposophischer Arzt zu werden. Man braucht ein sehr viel umfassenderes Verständnis vom Leben und der Welt. Mein Mentor, Dr. Otto Wolff, pflegte zu sagen, ein anthroposophischer Arzt müsse alles wissen. Natürlich ist das ein unerreichbares Ziel, aber es hat mich immer wieder beeindruckt, dass Dr. Wolff jeden Stern, jede Pflanze, jedes Mineral, jeden biochemischen Pfad, jedes bedeutende Gemälde und jede wichtige Musikkomposition kannte (und viele davon auf der Geige oder dem Klavier spielen konnte) und außerdem mindestens zehn Sprachen fließend sprach, darunter einige alte Sprachen, sodass er esoterische Schriften im Original lesen konnte. Johann Wolfgang von Goethe, der Mann, den Rudolf

Steiner als den wahren Begründer der Anthroposophie betrachtete, war der Ansicht, eine seiner bedeutendsten Leistungen sei es, einen Weg zu einer Wahrnehmung der Welt gefunden zu haben, der, wenn man ihn beschreite, zu unglaublichen Einsichten führe. Goethe lehrte, dass es sich bei dieser Methode, die manchmal auch als goetheanische Beobachtung bezeichnet wird, um eine Technik handelt, mit der man das Buch der Natur »lesen« kann. Das heißt, man muss die Phänomene für sich selbst sprechen lassen, wobei der Beobachter so unvoreingenommen wie möglich an sie herangehen und sie nicht interpretieren soll.

Die moderne Wissenschaft untersucht die Natur auf entgegengesetzte Weise, obwohl sie sich der Objektivität verschrieben hat. Wenn wir etwas über eine Pflanze herausfinden wollen, zum Beispiel den Löwenzahn, geben wir ihr zuerst einen Namen, stellen fest, welcher Pflanzenfamilie sie angehört und beschreiben dann die Einzelheiten der Pflanze, die wir für relevant halten, um sie verstehen zu können. Wir sagen, dass die Pflanze einjährig wächst, die und die Menge an Kalium und eine andere Menge an Stickstoff enthält und sich in einer bestimmten Weise fortpflanzt. Am Ende unserer Untersuchung des Löwenzahns kennen wir vielleicht viele einzelne Fakten zu dieser Pflanze, vielleicht sogar, wie man sie anbauen oder wieder loswerden kann, die Pflanze an sich jedoch kennen wir nicht. Es ist schwer, das Wesen irgendeines Objektes zu beschreiben, aber wenn man die goetheanische Beobachtung anwendet, muss man sich dem Löwenzahn möglichst frei von vorgefassten Meinungen nähern und dann erleben, wie er sich im Lauf der Zeit verwandelt.

Das Erste, was wir vom Löwenzahn zu sehen bekommen, ist eine unauffällige Pflanze von niedrigem Wuchs, die – zumindest bei mir – keinerlei Reaktion auslöst. Zu diesem Zeitpunkt im Leben der Pflanze erregt nichts an ihr mein Interesse. Dann schießt wie aus dem Nichts ein Stängel mit einer hübschen, leuchtend gelben Blüte empor. Ich würde sie nicht schön nennen, wie die manch anderer Pflanzen, bloß hübsch. Vor allem Kinder lieben wohl die Löwenzahnblüten, oft halten sie mitten im Fangenspielen inne und pflücken sie von ihren dicken Stängeln. Dann verschwindet die Löwenzahnblüte praktisch über Nacht und hinterlässt einen Samenpuschel, der aussieht wie das Skelett oder das Gerüst einer Pflanze. Ich kenne keine andere Pflanze, die ein so intaktes Skelettsystem hinterlässt. Auch dieses Blütenskelett ist hübsch; ich kann mich an Frühlingstage in meiner Kindheit erinnern, die ich damit verbrachte, es zu pflücken und auseinanderzupusten. Ich weiß nicht, warum ich das tat, vermutlich weil man das mit Löwenzahn eben so machte. Jeder tat es.

Dieses kindliche Spiel ist goetheanische Beobachtung, es ist ein interaktiver Umgang mit unterschiedlichen Aspekten der Natur, während man eine persönliche Beziehung zu seinem Objekt aufbaut und etwas darüber erfährt. Erst wenn eine solche engere Verbindung entstanden ist, kann man diese Erfahrungen in den Bereich des Denkens übersetzen und versuchen zu verstehen, warum die Pflanze diese und keine andere Lebensweise »gewählt« hat. An diesem Punkt beginnt man, das Wesen der Pflanze zu begreifen, und ich würde behaupten, dass man erst ab diesem Punkt die Pflanze verstehen und sie zu Heilzwecken einsetzen kann. Vorher ist es nur »Buchwissen«, ein oberflächliches Verständnis auf der Grundlage unserer Benennung und Kategorisierung von Dingen, aber ohne eine wirkliche Einsicht in das Wesen des Dinges an sich. In dieser Hinsicht wissen die meisten Kinder mehr über den Löwenzahn als die meisten Wissenschaftler.

Aus diesem oberflächlichen Verständnis heraus setzen wir Pflanzenheilmittel so ein, als seien sie Medikamente. So verwenden wir vielleicht zur Blutverdünnung bei einem Menschen mit Schlaganfallrisiko kein Aspirin, sondern einen Pflanzenextrakt aus Ginkgo-Blättern, weil die darin enthaltenen chemischen Substanzen, die Ginkgolide, eine blutverdünnende Wirkung besitzen. Eine goetheanisch denkende Ärztin dagegen erlebt vielleicht den Menschen in ihrer Praxis als jemanden, der gegen die Verfallserscheinungen des Alterns kämpft. Sucht sie nun in der Natur nach einem Heilmittel für diesen Menschen, bei dem die Gefahr besteht, an einer der zahllosen Alterserscheinungen zu leiden, so wendet sie sich vielleicht dem Ginkgobaum zu, der »gelernt« hat, den Alterungsprozess so weit wie möglich zu überwinden. Als Arzt kann man den Menschen, der an vorzeitigen Alterserscheinungen leidet, mithilfe der Blätter des Ginkgobaums »wieder zu einem Ganzen machen«, denn dieser ist die vielleicht langlebigste Pflanze der Welt. Ganzheit wird erreicht, und der Patient wird hoffentlich Linderung spüren.

Wenn wir diese goetheanischen Prinzipien auf die Untersuchung von Krebs anwenden und uns dem Problem möglichst ohne vorgefasste Ansichten nähern, stoßen wir auf zwei Eigenschaften, die in allen Krebszellen zu beobachten sind. Zum einen sehen wir, dass der Tumor (bei soliden Tumoren, die die große Mehrheit der Krebserkrankungen ausmachen) sich anders anfühlt als das umgebende Gewebe. Der Krebstumor fühlt sich zu dicht an, zu hart, und ganz und gar nicht wie das normale, weichere Gewebe um ihn herum. Woher kommt diese unnormale Dichte der Krebsgeschwulst? Normalerweise orientieren sich alle Zellen, die ein Gewebe des Körpers bilden, räumlich an den anderen Zellen, sodass sie den richtigen Abstand voneinander wahren. Infolge der richtigen räumlichen Distanz bildet die Ansammlung der Zellen ein Organ mit einer charakteristischen und gesunden Dichte.

Der Abstand der Zellen richtet sich nach der um sie herum entstehenden elektrischen Ladung. Diese Ladung um die Zelle ergibt sich aus der Verteilung von Natrium (Na) und Kalium (K) zu beiden Seiten der Zellmembran. Indem sie Na aus der Zelle hinausdrängt und K in ihrem Inneren ansammelt, bildet die Zelle um sich herum eine Hülle mit negativer Ladung, und das führt zu der normalen Ausrichtung der Zellen in der räumlichen Anordnung zu anderen ähnlich negativ geladenen Zellen. Die Trennung von Na im Inneren und K außerhalb der Zelle, die meist als Funktion einer in der Zellwand eingelagerten Na+/K+-Pumpe gilt, wird in Wirklichkeit durch bestimmte Eigenschaften des Wassers verursacht.[2]

Da in Krebszellen chronischer Energiemangel herrscht, sind sie nicht imstande, Na hinauszudrängen und K anzusammeln, wie sie sollten, was zu einer schwachen oder fehlenden Ladung um die Zelle führt. Zellen mit schwacher oder fehlender Ladung verklumpen miteinander, und infolgedessen kommt es zu der charakteristischen Dichte eines Krebstumors. Er fühlt sich steinhart an, denn die Krebszellen liegen dicht beieinander, weil sie sich ohne die reguläre Ladung um die Zelle herum nicht normal ausrichten können. Wie wir später sehen werden, entwickelte Dr. Max Gerson eine erfolgreiche Krebstherapie auf der Grundlage eines Konzepts, bei dem der Schlüssel zur Lösung des Krebsproblems in der Wiederherstellung der gesunden Ladung in der Zellumgebung liegt. Wenn wir Genaueres über die Rolle des Wassers bei der Erzeugung dieses Na+/K+-Gefälles wissen, werden wir auch eine bessere Vorstellung davon bekommen, wie wir diesen Defekt in der Krebszelle heilen können.

Die zweite zu beobachtende Eigenschaft von Krebszellen ist, dass sie im Gegensatz zu normalen Zellen eine anormale Anzahl von Chromosomen haben. Die Anzahl der Chromosomen in jeder Zelle ist eines der entscheidenden Merkmale, die die jeweilige Spezies definieren. Der Mensch besitzt 46 Chromosomen, 22 somatische Chromosomenpaare und einen Chromosomensatz, der entweder aus einem XX (weiblich) oder XY (männlich) besteht. Fruchtfliegen besitzen vier Chromosomen, Hunde 39 und Reispflanzen 12. Eine Krebszelle kann als solche identifiziert werden, weil sie eine anormale Chromosomenanzahl besitzt. Man spricht dann von aneuploiden Zellen, und diese Aberration liegt in allen Krebszellen vor. Diese einfache, eindeutige Beobachtung kann jeder nachprüfen, der Zugang zu Krebszellen und einem Mikroskop hat.

Diese Aberration lässt darauf schließen, dass es sich, wenn die Chromosomenzahl die Spezies definiert, bei Krebszellen in gewisser Hinsicht nicht um echte menschliche Zellen handelt. Gesunde Zellen zeigen den Impuls, sich in die Gesamtorganisation des Organismus einzufügen. Krebszellen fehlt ein solcher Impuls. Als eigene Spezies neigen sie dazu, ihren eigenen, separaten Organismus aufzubauen, ohne Rücksicht auf die Gesundheit des Ganzen. Das ist einer der Gründe, warum Krebs eine solche Gefahr für den Körper ist.

Wie bildet sich diese aneuploide Zelle? Was verursacht ihre Entstehung? Wenn wir noch einmal die Energiedynamik der Zelle betrachten, sehen wir, dass bis zu 40 Prozent der Zellenergie für die Zellteilung oder Mitose aufgewendet wird. Krebszellen sind energetisch ausgehungerte Zellen, und deswegen machen sie bei der Zellteilung Fehler, enorme Fehler sogar. Manchmal trennen sich die Chromosomen nicht richtig; in anderen Fällen arbeitet die Spindel, die die eine Hälfte der Chromosomen auf die eine und die andere Hälfte zur anderen Seite »zieht«, nicht korrekt; und es gibt noch viele weitere Fehlerquellen. Zudem sind die Gene, in denen die Chromosomen liegen, während des Zellteilungsvorgangs mutagenen Einflüssen von außen ausgesetzt (beispielsweise chemischen Substanzen, Strahlung, Nährstoffknappheit, Glyphosat), was die große Zahl von Mutationen verursacht, die wir in Krebszellen beobachten. Letzten Endes erklärt also die energetische Dynamik der Krebszellen, wie sie zu aneuploiden Zellen werden und warum sie so viel mehr somatische Mutationen aufweisen als eine gesunde Zelle. Zieht man diesen Aspekt in Betracht, wird nach und nach deutlich, wie der Krebs entsteht.

Bei Zellen, denen die richtige räumliche Ausrichtung fehlt, die aber diploid sind (eine normale Chromosomenzahl aufweisen), handelt es sich um einen gutartigen Tumor oder eine Zyste. Wenn wir aneuploide Zellen bilden, die die richtige räumliche Ausrichtung zu anderen Zellen nicht aufrechterhalten können, haben wir es mit einem bösartigen Tumor zu tun. Die klinische Erkrankung, die wir als Krebs bezeichnen, tritt auf, wenn eine Kombination beider Defekte vorliegt, also aneuploide Zellen, denen die richtige räumliche Ausrichtung fehlt.

Wenn es zutrifft, dass die Ursachen für Krebs stoffwechsel- und nicht genetisch bedingt sind, und wenn es weiterhin zutrifft, dass Krebs die Folge einer deformierten Struktur des intrazellulären Wassers ist, brauchen wir für eine korrekte Herangehensweise ein völlig neues Verständnis der Biologie. Die Lösung des Rätsels Krebs ist nicht nur deswegen wichtig, weil diese Krankheit für das Leben so vieler Menschen und Familien so dramatische Folgen hat. Sie ist auch wichtig, weil ein Verständnis von Krebs uns auch ein besseres Verständnis der Biologie – der Wissenschaft vom Leben – verschafft, und das wirkt sich auf jede Krankheit, jeden Organismus und jedes Ökosystem aus. Unser gegenwärtiges Modell versagt, weil es keine relevante Antwort auf die schlichte und grundlegende Frage liefert: »Was ist Leben?« Ohne diese Erkenntnis können wir Krebs weder verstehen noch richtig behandeln. Dem Krebs ist es egal, ob es leichter ist, Onkogene und somatische Mutationen zu untersuchen, wenn dort gar nicht der wahre Grund für das Ungleichgewicht liegt. Wenn wir unsere Schlüssel im Gebüsch verloren haben, dann müssen wir sie dort suchen, ganz egal, wie schlecht das Licht dort ist oder wie viele Dornen es hat.

Kapitel 3

Was ist Leben?

Wenn ich sage, dass wir zu einem besseren Verständnis der Frage »Was ist Leben?« kommen müssen, so scheint dies eine ungeheure und nicht zu bewältigende Aufgabe zu sein. Ich bin allerdings der Meinung, dass wir genug wissen, um im Leben eines Menschen, der gegen den Krebs kämpft, viel Positives bewirken zu können. Wenn ich dieses Gespräch mit meinen Patienten führe, fordere ich sie oft als Erstes auf, sich eine Möhre vorzustellen, die auf dem Schneidebrett liegt. Versuchen Sie, sich auszumalen, woraus diese Möhre besteht, sage ich ihnen. Sie enthält Wasser, Ballaststoffe, Vitamine und viele andere chemische Substanzen. Dann gehen Sie tiefer: Woraus bestehen all diese Substanzen? Die Antwort lautet natürlich, aus unterschiedlichen Atomen, die sich zu Molekülen zusammengeschlossen haben, die die Substanz der Möhre bilden. Stellen Sie sich jetzt vor, all diese Atome hätten ihre Verbindung untereinander verloren, auch das Wasser, sodass wir nur noch eine bestimmte Anzahl all der Atome vor uns haben, aus denen die Möhre aufgebaut ist. Mit anderen Worten: Wir haben – und um Missverständnissen vorzubeugen, das ist zum gegenwärtigen Zeitpunkt reine Spekulation – 3 Billionen Wasserstoffatome, 1,5 Millionen Sauerstoffatome, 2 Billionen Kohlenstoffatome, 0,5 Billionen Schwefelatome und so weiter vor uns. Jeder Chemiker oder, was das betrifft, jeder Onkologe würde Ihnen sagen, die Substanz, aus der die Möhre besteht, mache die Gesamtheit der Möhre aus.

Stellen Sie sich jetzt vor, Sie rufen den Chemikalienhandel vor Ort an und bestellen diese Anzahl Atome in genau dem Mengenverhältnis, wie es in der Möhre vorherrscht, und lassen sie sich nach Haus liefern. Sie machen den Karton auf und kippen den Inhalt auf Ihr Schneidebrett. Ist das eine Möhre? Dieser Haufen Atome enthält eindeutig alle Substanzen, aus denen eine Möhre besteht. Die moderne Wissenschaft sagt uns, dass nichts außer der Substanz existiert; wenn also die gesamte Substanz da liegt, sollte es sich um eine Möhre handeln. Hat es denselben Geschmack wie eine Möhre, denselben Geruch, denselben Nährwert? Wenn Sie eine Rote Bete auf dieselbe Weise analysieren würden und als Ergebnis etwas andere Zahlen und Mengenverhältnisse erhalten würden als bei der Möhre, bestünde dann der einzige Unterschied zwischen einer Möhre und einer Roten Bete in dieser unterschiedlichen Zusammensetzung der Nährstoffe?

Ich vermute, die meisten Menschen, die das hier lesen, sind sich vollkommen sicher, dass der Haufen Atome, aus denen die Möhre besteht, nicht dasselbe wie eine Möhre ist. Ich würde sogar zu behaupten wagen, die meisten Menschen, die es lesen, würden mir zustimmen, dass dem Haufen Atome genau das fehlt, was eine Möhre zur Möhre macht – zu einer Pflanze, die unsere Pflege und Aufmerksamkeit verdient, weil sie für uns unverwechselbar, erkennbar und wertvoll ist. Und schließlich sage ich voraus, die meisten Menschen, die dies lesen, würden zustimmen, dass der Unterschied zwischen einer Möhre und einer Roten Bete nicht in der unterschiedlichen Anzahl oder dem unterschiedlichen Mengenverhältnis ihrer Atome liegt. Genau weiß ich das natürlich nicht, aber ich habe doch den dringenden Verdacht, dass es sich so verhält.

Ich behaupte nicht, die Substanz, aus der eine Möhre oder eine menschliche Zelle besteht, sei irrelevant. Was immer das ist, was wir als Möhre bezeichnen, es hat die Neigung, mehr Schwefel aus dem Boden aufzunehmen als das, was wir eine Rote Bete nennen. Ich weiß aber auch, dass das, was die Möhre zu einer Möhre, eine

Rote Bete zu einer Roten Bete oder irgendeinen lebenden Organismus zu diesem speziellen Organismus macht, nicht aus einer Analyse der chemischen Substanzen ersichtlich wird, aus denen sie bestehen. Möhren, Rote Beten und Zellen, einschließlich der Krebszellen, sind lebende Wesen, und die unverwechselbare Natur jedes dieser lebenden Wesen liegt irgendwo jenseits ihrer physischen Materie. Dieser andere »Stoff«, was immer er letztlich ist, ist das, was wir Leben nennen. Das ist der Schauplatz des Geschehens, es ist der Schlüssel zum Verständnis der Biologie und der Schlüssel zum Verständnis von Gesundheit, Krankheit und besonders von Krebs.

Die Wissenschaft bietet uns keine gute Definition, keine Vorstellung davon, was Leben ist, und sie begegnet jedem, der die Frage »Was ist Leben?« für die erste und wichtigste hält, mit offener Ablehnung. Die Wissenschaft glaubt an Substanz, an Materie, an die materielle Welt, obwohl wir eigentlich gar keine Ahnung haben, wie Materie sich zu einer Möhre oder einem Menschen oder einem Elefanten oder einer Krebszelle formt. So sehr wir es versuchen: In unserem Verständnis des Prozesses, bei dem aus einer Ansammlung von Atomen unter anderem auch Bewusstsein entsteht, haben wir keinerlei Fortschritte gemacht.

Dennoch gehören zum Leben einige ganz offenkundige und eindeutige Merkmale. Zum Ersten gibt es kein Leben ohne Wasser. In keinem völlig ausgetrockneten Milieu ist je Leben entstanden, noch wird es je dort entstehen. Man könnte auch sagen, wenn wir unsere Möhre in ihre Atome zerlegen, ist Wasser das erste Molekül, das aufgespalten und eliminiert werden muss. Wo es Wasser gibt, gibt es auch Leben. Das ist von Bedeutung.

Das Zweite, was im Zusammenhang mit Leben eindeutig eine Rolle spielt, ist die Tatsache, dass Wasser der Ansammlung von Atomen eine bestimmte Form gibt. Es gibt viele Unterschiede zwischen der Möhre und dem Haufen von Atomen; der auffälligste ist, dass die Möhre die eine Form hat, die Rote Bete eine andere, Ihre Leber wieder eine andere Form, und die Form Ihrer Leber unterscheidet sich auch von der Form Ihres Auges. Auch das ist von Bedeutung.

Zum Dritten ist im Zusammenhang mit Leben klar, dass diese Kombination von Wasser und Form einzigartige Eigenschaften hervorbringt. Diese hängen von den Molekülen ab, aus denen die Dinge bestehen. So beruht zum Beispiel die Parfümindustrie auf der Erkenntnis, dass bestimmte Moleküle bestimmte Geruchseigenschaften hervorbringen. Die Lebensmittelindustrie beruht auf der Erkenntnis, dass andere Moleküle bestimmte Geschmackseigenschaften hervorbringen. Bei der Möhre finden sich diese charakteristischen Moleküle in den Zellen und Geweben der Möhre. Die Zellen und Gewebe sind ein Produkt dieses formenden oder Lebensimpulses auf der Molekularebene. Eigenschaften gehören also zu den Merkmalen dessen, was auch immer Leben entstehen lässt. Das heißt, die Eigenschaften Geschmack, Geruch, Textur und Nährstoffe sind Teil der Substanz dessen, was wir als Möhre bezeichnen und das unverkennbar, erkennbar und – im Fall der Möhre und anderer Dinge, die wir zum Bestandteil unseres Lebens gemacht haben – wertvoll ist.

Wenn wir den immateriellen Bestandteil bei der Untersuchung lebender Dinge außer Acht lassen, entgeht uns genau das, was jedes von ihnen im Kontext anderer lebender Dinge unverwechselbar, erkennbar und wertvoll macht. So wie sie derzeit in den Vereinigten Staaten und den meisten Teilen der Welt überwiegend praktiziert werden, sind Wissenschaft und Medizin bestrebt, Gesundheit und Krankheit zu verstehen, nehmen aber gleichzeitig eine Abkürzung, die sie am wichtigsten Aspekt der Frage, was Leben eigentlich ist, vorbeiführt. Das macht ihre Aufgabe unlösbar und ist ein seltsames, unbegreifliches Versäumnis. Wenn wir Gesundheit und Krankheit jemals verstehen wollen, müssen wir meines Erachtens dieser Frage wieder den ihr gebührenden Platz als zentralen Faktor in einem erfolgreichen medizinischen System einräumen. Ich glaube, das wird uns bei der Suche nach der Ursache von Krebs und nach Therapien, mit denen Krebs sich sicher und wirksam behandeln lässt, neue Wege und Erkenntnisse erschließen. Die gängigen Erklärungen, selbst der Stoffwechselansatz, sind nur ein Teil der Wahrheit. Weil wir die Wahrheit nur teilweise kennen, ist auch unser Verständnis der Aspekte, die zu Heilung führen, ungenügend. Also noch einmal: Wir müssen beginnen, in der medizinischen Praxis und Wissenschaft andere Fragen zu stellen – ganz andere Fragen.

Im Laufe der Jahre haben eine ganze Reihe von Medizinstudenten und jungen Ärzten in meiner Praxis hospitiert. Die meisten wollten sich entweder speziell in anthroposophischer Medizin oder in ganzheitlicher Medizin allgemein fortbilden. Vor vielen Jahren, als ich in New Hampshire wohnte und praktizierte, erhielt der Sohn eines Freundes die Erlaubnis seiner medizinischen Fakultät, ein 4-wöchiges Praktikum bei mir zu absolvieren. Damit dieses Praktikum anerkannt wurde, musste er am Ende seiner Zeit in meiner Praxis erfolgreich eine Prüfung ablegen.

Ich bin kein Freund von Prüfungen. Über das Potenzial des Geprüften oder seine Fähigkeit zu denken geben sie nur selten Aufschluss. Mir wäre ein System lieber, bei dem nach einer Art von Lehre ein erfahrener praktizierender Arzt einen Studenten gut genug kennt, um öffentlich erklären zu können, dass der junge Arzt so weit ist, allein arbeiten zu können. Aber dieser junge Student brauchte die Prüfung, um seinen Schein zu bekommen, also prüfte ich ihn. Tatsächlich prüfte ich ihn zweimal, jedes Mal mit denselben Aufgaben: Beschreiben Sie die physiologische Bedeutung von Raffaels und van Dycks Gemälden des Heiligen Georg, der den Drachen tötet, und die physiologische Bedeutung von Botticellis *Geburt der Venus.* Bei der ersten Prüfung schrieb mein

Student, dass er von keinem dieser Gemälde je gehört hatte, nicht einmal von diesen Künstlern. In der zweiten lieferte er eine passable Schilderung der Bedeutung beider Gemälde.

An diesem Punkt wäre es mir fast am liebsten, wenn meine Leser dieses Buch beiseitelegen und sich den *New-York-Times*-Bestseller von Mark Booth *The Secret History of the World* besorgen und lesen würden, um dieses Kapitel erst danach weiterzulesen. Ich gehe allerdings davon aus, dass die meisten meiner Leser das nicht tun, also werde ich versuchen, so gut wie möglich zu erklären, warum ich diesem Medizinstudenten so sonderbare Fragen stellte (falls es Sie interessiert: In Anhang B auf Seite 215 steht, was ich für die »richtigen« Antworten auf obige Fragen halte). Im Lauf der Geschichte gab es immer wieder Verfechter der sogenannten *Philosophia perennis*, also der immerwährenden Philosophie. Diese Philosophie beschreibt eine Möglichkeit, die uns umgebende Welt und den langen Weg der menschlichen Evolution zu verstehen. Sie beschäftigt sich speziell mit der Geschichte des menschlichen Denkens – insbesondere des menschlichen Bewusstseins –, das sich im Laufe der Zeit ebenso entwickelt hat wie unser Körper. Wie Booth so schlüssig darlegt, wurden die meisten führenden Persönlichkeiten der Geschichte in diese Philosophie eingeweiht, und viele von ihnen erklärten, dass ihre großen Werke davon inspiriert wurden. Raffael, van Dyck und Botticelli waren drei dieser Eingeweihten und sprachen offen über die esoterischen Ursprünge ihrer Meisterwerke. Im Wesentlichen stellten sie in künstlerischer Form das Wissen um das Menschsein dar, das unentbehrliche Rüstzeug des menschlichen Bewusstseins.

In dem derzeit bei uns praktizierten Bildungsmodell – und besonders in der medizinischen Ausbildung – findet sich keinerlei Bewusstsein oder gar Wertschätzung der Geschichte des esoterischen Denkens. Ich bin jedoch überzeugt, dass man kein wahrer

Arzt sein kann ohne ein Verständnis von Shakespeares (ein weiterer Eingeweihter) Hamlet und dessen Ringen darum, den Sinn seiner Existenz zu begreifen. Um das Leben und das Ringen unserer Patienten zu verstehen, die *Conditio humana* im umfassenden Sinne, müssen wir Dostojewski (noch ein Eingeweihter) und seine Erkundung des Ringens des Menschen mit dem eigenen Gewissen kennen. Diese meisterhaften Schilderungen und viele andere bilden das Gerüst der westlichen Kultur.

Wenn wir als Ärzte den Menschen – deren »schlechte« Entscheidungen ihnen häufig Leid und Krankheit bringen – kompetente Führer sein wollen, müssen wir das menschliche Bewusstsein und die *Conditio humana,* also die Umstände des Menschseins und die Natur des Menschen verstehen. Die Meister von Kunst und Literatur sowohl der östlichen als auch der westlichen Tradition haben uns in dieser Hinsicht ungeheuer viel zu bieten. Bedauerlicherweise nimmt nicht einmal die Psychiatrie Bezug auf diese bahnbrechenden Werke in der Geschichte der Lehre vom Wesen des Menschen. Wie George Orwell, ein weiterer Schriftsteller, der seine Einsichten den Lehren zuschreibt, die er während seiner Initiation erhielt, in seinem Buch *1984* prophezeite, werden wir zu einem Volk ohne Vergangenheit, und das ist ein entscheidender Schritt, uns genau das zu nehmen, was uns zu Menschen macht. Ja, Ärzte können heute eine erkrankte Gallenblase entfernen oder den grauen Star, der einen Patienten am Sehen hindert. Aber das sind mechanische Eingriffe, keine Heilung. Der modernen Medizin fehlt nicht nur das Bewusstsein dafür, wo und wie Heilung geschieht, sie lehnt sogar rundheraus ab, sich überhaupt mit dieser Vorstellung zu befassen. Das ist zutiefst beklagenswert für unsere Patienten und für die Gesellschaft als Ganzes.

Worauf ich im Grunde genommen hinaus will, ist, dass wir aus den großen esoterischen Traditionen sehr viel über die nicht sichtbaren Realitäten lernen können, und zu diesen gehören das Wesen des Bewusstseins, das Wesen der Ganzheit und das Spannungsverhältnis zwischen Gesundheit und Krankheit.

Jeder, der sich mit diesen Traditionen eingehend vertraut macht, ist beeindruckt, welche tiefen Erkenntnisse die alten Traditionen bereithalten und wie viel sie – auf persönlicher, spiritueller, intellektueller Ebene – selbst sehr stark praktisch oder mechanistisch ausgerichteten Berufen zu bieten haben.

Die Kernmythen oder Allegorien sowohl der westlichen als auch der östlichen Kulturen liefern uns eine Grundstruktur, mit deren Hilfe wir bis ins Kleinste selbst ein Problem wie den Krebs verstehen können.

In allen Philosophien geht es um Ganzheit, das Wesen des Seins, die *Conditio humana* und darum, den Menschen zu helfen, die Welt, in der wir leben, zu begreifen und ihren Frieden mit ihr zu schließen. Hierfür ist das Symbol des Yin und Yang eine der einfachsten und beständigsten Verkörperungen. Darin geht es nicht nur um ein Gleichgewicht. Es zeigt uns, dass die Welt aus dem Verschmelzen von zwei entgegengesetzten Urkräften entstand, die Gesundheit und Ganzheit erzeugen, wenn sie sich harmonisch verbinden. Außerdem – und das ist das Paradox – enthalten sowohl Yin als auch Yang in ihrem Wesen einen Kern der entgegengesetzten Kraft, was die gesunde und notwendige Spannung zwischen ihnen repräsentiert.

Eine andere Sicht auf Gesundheit und Krankheit finden wir im ersten Buch des Alten Testaments, der Genesis: Dies ist eine Schöpfungsgeschichte, die mit der Trennung von Licht und Finsternis beginnt. Zusammen bilden diese beiden großen Mächte die Gesamtheit des Universums und der menschlichen Existenz. Nie herrscht vollkommene Finsternis. Wir wissen alle, dass die dunkelste Zeit der Nacht unmittelbar vor der Morgendämmerung liegt. Selbst die tiefste Finsternis enthält das Versprechen der Wiederkehr des Lichtes. Wir lernen durch diese grundlegende

Erzählung, dass wir, um die Erschaffung des Universums und die Erschaffung des Bewusstseins zu verstehen, die Trennung dieser beiden Kräfte als Urereignis betrachten müssen. Um zu Harmonie, Gesundheit oder Bewusstsein zu gelangen, müssen diese Kräfte in einem ausgewogenen Verhältnis zueinander und miteinander existieren.

Natürlich gibt es nicht nur eine Erzählung oder ein Symbol, das uns führen kann, sondern viele. Vielleicht ist keine so mächtig wie die von der Geburt Jesu, einem weiteren Gründungsmythos. Ohne die jüdisch-christliche Erzählung als philosophische und spirituelle Grundlage gäbe es die westliche Zivilisation nicht. Um das hier ganz klarzustellen: Ich plädiere nicht dafür, die Geschichte von der Geburt Jesu als historische Wahrheit zu betrachten. Ob wir glauben, dass sich diese Geschichte Wort für Wort genauso zugetragen hat, interessiert mich nicht. Vielmehr will ich sagen, dass unabhängig von Ihren persönlichen Glaubensvorstellungen die Geschichte von Jesu Geburt zumindest eine Allegorie für einen Wendepunkt in der Entwicklung unserer Zivilisation darstellt. In der Form, wie sie in den Evangelien niedergeschrieben ist, ist sie eine seltsame Erzählung. Im Matthäusevangelium erfahren wir, dass Jesus in direkter Linie von dem berühmten jüdischen König David abstammt. Seine genaue Abstammung von König David durch Joseph wird sehr detailliert geschildert. Mit anderen Worten, wir erfahren alles über seine Herkunft väterlicherseits.

Im Lukasevangelium dagegen kommt die Abstammung väterlicherseits überhaupt nicht vor. Tatsächlich erfahren wir dort, dass ein Engel der Jungfrau, der noch jungen Maria, mitteilt, sie sei mit dem Sohn Gottes schwanger. Maria antwortet, dies sei nicht möglich, denn sie sei noch Jungfrau, und uns wird gesagt: »Bei Gott ist kein Ding unmöglich.« Was sollen wir mit so widersprüchlichen Schilderungen anfangen? Und wie lässt sich diese Erzählung mit der Symbolik des Yin und Yang in den östlichen Traditionen vereinbaren? Für beide gilt, dass auf ihnen Mythologie, Geschichte und menschliches Bewusstsein beruhen. Genau diese Koexistenz, diese Spannung zeigt uns meines Erachtens die Ätiologie von Krebs in einem ganz anderen Licht als die westliche Medizin unserer Tage.

Wenn wir beide Erzählungen als Versuche betrachten, ein Bild der Schöpfung und der Kräfte zu zeichnen, die der Erschaffung des Menschen und dem Streben nach Ganzheit zugrunde liegen, sehen wir auffallende Übereinstimmungen. Beide Erzähltraditionen sprechen von der Ganzheit als Ergebnis der Koexistenz und der Verschmelzung von Gegensätzen. Das Yin-Yang-Symbol ist die harmonische Verschmelzung von Licht und Dunkelheit. In der Erzählung von der Geburt Jesu entsteht der Archetyp des Menschseins (Jesus) aus der Vereinigung der ererbten männlichen Seite, vertreten durch die Abstammungslinie des Joseph, und der engelhaften, mütterlichen Seite, repräsentiert durch Maria. Wenn wir diese Geschichte weiterlesen, lernen wir, dass die männliche Kraft durch Heredität, durch Individuen mit echten Namen und Biografien wirkt, deren Leben auf der Erde geschichtlich belegt ist. Die weibliche Kraft dagegen entstammt einem völlig anderen Bereich, vermittelt durch die Verkündigung eines Engels. Nach dieser Erzählung entstehen Schöpfung und Ganzheit aus der Verbindung der materiellen, irdischen Substanz mit Kräften, die nicht von dieser Welt sind, zumindest nicht ihrem Ursprung nach. Die nächste Frage ist: Was bedeutet dies für die menschliche Physiologie, und wo finden wir dies in ihr?

Um die Erschaffung eines Menschen zu verstehen, müssen wir ganz an den Anfang gehen und die beiden Zellen untersuchen, die zusammenkommen. Bevor man irgendetwas über Genetik, Befruchtung oder irgendeines der Dogmen der modernen Biologie wusste, entstanden diese Erzählungen aus der Erkenntnis, dass ein menschliches Wesen aus der Verbindung zweier starker Kräfte entsteht. Das Yin-Yang-Symbol besagt, dass die Dunkelheit oder das Licht stets eine Spur der entgegengesetzten Kraft enthält. Wir können das Spermium als ein komprimiertes DNA-Paket betrachten, das das Destillat des Zellkerns darstellt, im Grunde genommen ein motorisiertes DNA-Paket mit einer winzigen Menge wässrigen Zytoplasmas.

Die Eizelle andererseits kann man sich vorstellen als erweitertes, mit Wasser gefülltes Zytoplasma, das so stark angeschwollen ist, dass es – als einzige von allen Zellen – mit bloßem Auge sichtbar ist. Das Zytoplasma, das in der Geschichte von der Geburt Jesu durch Maria repräsentiert wird, lässt an eine Kraft denken, in der Heredität eher unbedeutend ist und fast bis zur Nicht-Existenz heruntergespielt wird, denn in den Mitochondrien finden sich nur Spuren von Erbmaterial. Die Mitochondrien besitzen ihren eigenen Satz DNA – die winzige DNA-Menge im Zytoplasma, die im Yin-Yang-Symbol dargestellt ist – und werden über die mütterliche Linie weitergegeben. Anders formuliert: Wir erben unsere Mitochondrien von unserer Mutter. Die mütterliche Linie liefert mit dem Zytoplasma die Blaupause für die Nachkommen.

Der Mensch entsteht aus dieser Verbindung der dichten, aus dem Kern stammenden männlichen Seite und der wässrigen, mütterlichen, weiblichen Seite. Wie die Geschichte von Jesus zeigt, entscheidet die männliche Seite über die Hauptmerkmale eines neuen menschlichen Wesens, wobei das Geschlecht das wichtigste Merkmal allen Seins ist. Obwohl das in dieser Schilderung nur angedeutet wird, kann man präzisieren, dass das Spermium oder die männliche Kraft uns unsere individuellen Eigenschaften verleiht – wobei wiederum das Geschlecht das wichtigste Merkmal von allen ist –, wohingegen die Eizelle oder die weibliche Kraft uns die immateriellen Aspekte unseres Wesens weitergibt. Die weibliche Kraft ist eher universell, ihrem Wesen nach weniger differenziert. Mit hochmodernen mikroskopischen Verfahren konnten

Forscher zeigen, dass das Sperma bei seiner Suche nach seinem Partner, der Eizelle, eine Art Lumineszenz ausstrahlt. Die Eizelle liegt in Dunkelheit, das Spermium strahlt Licht aus. Wenn sich das Spermium mit der Dunkelheit der Eizelle vereint, entsteht ein neues menschliches Wesen.

Aus den vergangenen 2000 Jahren sind viele Schilderungen von Heilungen überliefert, die im Zusammenhang mit der Erzählung von Jesus stehen, und an der Mehrzahl ist in irgendeiner Form Maria als Quelle der Heilung beteiligt. Die berühmteste Geschichte ist die von der Segnung des Wassers durch Maria in Lourdes, wo etwa 7000 dokumentierte und von der französischen Regierung bescheinigte Wunderheilungen stattgefunden haben. Auch wenn wir einmal die Diskussion beiseitelassen, ob solche Berichte verifizierbar oder im eigentlichen Sinne genau sind: Mir ist, während ich diese Worte hinschreibe, klar, dass sie in unserem mechanistischen Bewusstsein lauert wie ein sich zusammenbrauender Sturm. Oft handeln diese Schilderungen von tiefen spirituellen Erfahrungen und fast immer von der Beteiligung der Person Marias (nicht etwa Josephs) sowie natürlich von Wasser.

Ich möchte behaupten, dass der heilende oder therapeutische Aspekt der Joseph-Maria- oder der Zellkern-Zytoplasma-Polarität *im Zytoplasma, nicht im Zellkern* angesiedelt ist. Maria, die Kraft des Wassers aus dem Zytoplasma, besitzt die primäre Fähigkeit, die Menschen und den Planeten als Ganzes zu heilen. Der Aspekt des Zellkerns ist zwar unentbehrlich in unserer Entwicklung zu freien Individuen, führt uns aber auch in die Krankheit.

Ich würde erwarten – mir an diesem Punkt sogar wünschen –, keiner meiner Leser möge diese Behauptungen unbesehen glauben, wenn ich auch hoffe, dass Sie zumindest bereit sind, sich mit mir auf diese mentale Reise zu begeben. Außerdem kommt ja auch eine Frage auf: Woher wissen wir, selbst wenn es viele unerklärliche mit Maria oder heiligem Wasser assoziierte Heilungsberichte gibt, dass wir es nicht nur mit der enormen Kraft des Glaubens, dem Placeboeffekt zu tun haben? Ein gesundes Maß an Skepsis, wenn nicht sogar Zynismus, ist hier durchaus in Ordnung. Das ist mir klar, und ich akzeptiere es. Was ich sagen will, ist, dass diese Erzählungen uns einen anderen Rahmen für unsere Überlegungen zu Gesundheit und Krankheit – und besonders zu Krebs – liefern. Es ist ein anderes Denkschema, und das ist meines Erachtens unabdingbar, weil das derzeitige Denkmodell der Onkogene, das auf einer mechanistischen Sicht des menschlichen Körpers und genetischem Determinismus beruht, nicht besonders gut funktioniert.

Tatsächlich bestätigen einige der Forschungen über die der Entstehung von Krebs zugrunde liegende Dynamik das, was ich dargelegt habe, auf fast unheimliche Weise. Das ist besonders eindrucksvoll, weil die moderne Biologie, die moderne Medizin und speziell die moderne Onkologie sich nahezu ausschließlich auf die Erforschung der Ereignisse konzentriert haben, die sich im Zell*kern* abspielen. Wenn meine Interpretation stimmt, impliziert das bedauerlicherweise, dass wir nie das finden werden, was unseren Krebspatienten Harmonie und Ganzheit bringen wird, denn der Ort, an dem diese Heilung zu finden ist, ist das Zytoplasma, nicht der Zellkern. Meiner Überzeugung nach haben wir an der falschen Stelle gesucht. Wir haben verzweifelt im Zellkern, in der DNA, in den Onkogenen gesucht, und währenddessen wartet das wässrige Zytoplasma nur darauf, dass wir erkennen: Nur weil der Zellkern heller leuchtet, bedeutet das nicht, dass wir dort auch nach unseren Schlüsseln suchen sollten.

Bei unserem hypothetischen Beispiel von der Möhre besteht (in unserem Kopf) ein klarer Unterschied zwischen den physischen Substanzen, aus denen die Möhre besteht, und dem, was wir als Möhre bezeichnen. Einer der Menschen, die versuchten, diesem Unterschied auf den Grund zu gehen, war Erwin Schrödinger, ein berühmter Physiker des 20. Jahrhunderts. In seinem faszinierenden Buch *Was ist Leben?* versucht Schrödinger durch die Verbindung seiner ausgeprägten Beobachtungsgabe mit seinem Fachwissen auf dem Gebiet der theoretischen Physik eine Definition und ein Arbeitsmodell für die Frage »Was ist Leben?« zu finden.[1] Schrödinger erinnert uns daran, dass materielle Objekte vielen Kräften ausgesetzt sind, unter anderem der Schwerkraft und der Entropie. Was Schwerkraft ist, wissen wir alle: Gegenstände fallen in Richtung des Erdmittelpunkts, wenn nicht Levitations- oder Leichtigkeitskräfte auf sie einwirken. Die Entropie ist weniger bekannt, aber ebenso grundlegend wie die Schwerkraft. Sie bezieht sich auf den Grad der Ordnung oder Unordnung, die auf materielle Objekte einwirkt.

Einfach ausgedrückt fallen materielle Objekte stets in Richtung des Erdmittelpunkts (Schwerkraft) und tendieren zu einem immer weniger geordneten Zustand, sofern nicht eine äußere Kraft auf sie einwirkt. Nehmen Sie beispielsweise eine Handvoll trockenen Sand (ein gutes Beispiel für eine ganz und gar physische Substanz). Wenn keine anderen Kräfte auf ihn einwirken, fällt der Sand herunter und bildet auf dem Boden einen formlosen Haufen. Diesen Zustand nehmen Substanzen an, wenn keine äußeren Kräfte auf sie einwirken. In der Physik wird er als Zustand maximaler Entropie bezeichnet. Laut Schrödinger ist *Leben* jedoch durch eine entgegengesetzte Kraft gekennzeichnet, für die er einen neuen Begriff prägte: *Negentropie*, das Gegenteil von Entropie.

Bevor wir fortfahren, hier eine kleine Warnung: Wenn wir von Leben und Negentropie sprechen, oder von dem, was Rudolf Steiner als den Ätherleib bezeichnete, müssen wir uns daran erinnern, dass unsere Sprache noch nicht weit genug entwickelt ist, um das, um was es hier geht, ohne Weiteres beschreiben zu können; unsere Sprache taugt vor allem für das Geschehen in der physischen Welt. Folglich scheuen sich viele Menschen, solche Dinge zu beschreiben oder überhaupt davon zu sprechen. Das ist ein Fehler. Wir müssen anerkennen, dass die Sprache ein unvollkommenes Werkzeug ist, was eine genaue Ausdrucksweise und effektive Kommunikation erschwert. Das heißt jedoch nicht, dass die Schlüssel nicht in der Sprache zu finden sind. Es bedeutet vielmehr, wir müssen uns weiterhin bemühen und weitersuchen.

Wenn wir jetzt auf unsere Möhre zurückkommen und dabei einige Anregungen von Schrödinger aufgreifen, können wir ein paar einfache Beobachtungen machen: Wollen wir die Phänomene des Lebens beschreiben, so ist es am leichtesten, mit »einfachen« Lebensformen wie Pflanzen zu beginnen, anstatt uns an der Beschreibung eines Elefanten oder eines Menschen zu versuchen. (Pflanzen sind nicht einfach, aber nach Goethe und Steiner sind sie einfachere und dankbarere Studienobjekte, wenn es um die Frage »Was ist Leben?« geht.) Das Erste, was uns an der Möhre – im Gegensatz zu dem Haufen chemischer Substanzen, aus denen sie besteht – auffällt, ist, dass die Möhre eine Form hat, die sie eindeutig als Möhre identifiziert. Als Zweites beobachten wir, dass die Möhre bestimmte Eigenschaften hat, die sie nicht nur als Möhre identifizieren, sondern ihr auch einen Wert für uns geben. Die Form der Möhre scheint sowohl über die Schwerkraft als auch über die Entropie zu siegen. Wie wir wissen, muss auf eine Substanz, die die Schwerkraft, die Entropie oder beides »besiegen« soll, eine äußere Kraft einwirken. Hier wird Sprache problematisch, aber wir können daraus schließen, dass eine Möhre das Ergebnis des Zusammenspiels der Substanzen, aus denen sie besteht, und der Leichtigkeitskraft sowie der Negentropie, der Tendenz zu größerer Ordnung, ist. Als Nächstes fällt uns auf, dass Wasser vorhanden sein muss, wenn diese beiden Kräfte die Substanzen, aus denen die Möhre besteht, beeinflussen sollen. Ohne Wasser haben weder Leichtigkeitskraft noch Negentropie irgendeinen Einfluss auf die Substanz der Möhre. Mit anderen Worten: Wasser ist der unentbehrliche »Träger« der beiden Kräfte, die die Essenz des Lebens ausmachen.

Sämtliche Eigenschaften der Möhre, die wir als die Qualität der Möhre bezeichnen, entstehen dadurch, dass Leichtigkeitskräfte und Negentropie durch das Wasser in der Möhre wirken. Erst heute Morgen habe ich mit meiner Frau Lynda einen langen Strandspaziergang gemacht. Ich versuchte mir gedanklich darüber klarzuwerden, wie ich dieses Konzept der Qualität erklären könnte. Auch wenn es als Konzept sehr schwer zu fassen ist, so hat aber doch fast jeder Mensch eine unmittelbare Vorstellung von der Existenz und der Bedeutung von Qualitäten. Wenn wir uns entscheiden müssten zwischen einem von einem Handwerker vor Ort geschreinerten Tisch aus in der Nähe gewachsenem Holz und einem Tisch gleichen Aussehens aus der Fabrik zu demselben Preis, würde fast jeder den ersten wählen. Warum? Der erste ist von besserer Qualität. Qualität in diesem Sinne ist nicht nur eine Sache des Wertes, sondern auch der Eigenschaften oder der Qualitäten des Gegenstandes.

Wie verhält sich das nun bei zwei Möhren? Sagen wir mal, beide Möhren enthalten dieselbe Menge Nährstoffe (was nie wirklich der Fall ist, wie wir alle wissen) und sehen mehr oder weniger gleich aus. Aber die eine stammt von einem kleinen, nachhaltig bewirtschafteten biodynamischen Bauernhof und die andere von einem landwirtschaftlichen Großbetrieb im kalifornischen Central Valley. Fast jeder wird zu der biodynamischen Möhre greifen. Der einzige Grund, warum – und das gilt für praktisch alles – sich Menschen nicht für Qualität entscheiden, sind die Kosten. Lässt man diese einmal außen vor, denn sie sind ja kein Wesensbestandteil eines Gegenstandes, so verbringen die Menschen ihr ganzes Leben damit, bei allem – Waren, Erlebnissen und so weiter – die höchste Qualität zu suchen, die in ihrer Reichweite liegt. Ich behaupte, dass Qualität eine Funktion der Leichtigkeitskraft und Negentropie ist, die eine Sache beziehungsweise ein Objekt beleben. Selbst der handgeschreinerte Tisch bezieht seinen Wert aus der Gegenwart dieser Kräfte in dem Holz, aus dem der Tisch besteht, und dem Handwerker, der ihn geschaffen hat.

Der nächste Schritt in Schrödingers Erkundung der Frage »Was ist Leben?« ist seine Behauptung, Entropie führe unmittelbar zur Erfahrung und Realität der Zeit. Anders ausgedrückt: Würde die Entropie nicht als herrschendes Prinzip der physischen Welt existieren, dann würde auch die Zeit nicht existieren. Als Nächstes liefert Schrödinger einen mathematischen Beweis für seine Behauptung. Der Klarheit halber muss ich zugeben, weder beurteilen zu können, ob er damit recht hat, noch in der Lage zu sein, die mathematischen Grundlagen seiner Beweisführung einschätzen. Allerdings kann ich verstehen, dass wenn, wie er sagt, die Entropie das Phänomen Zeit »schafft«, die Negentropie, die Grundlage des Lebens, ein in gewissem Sinne zeitloser Zustand ist. Außerdem ergibt sich daraus die Möglichkeit, dass eine lebende Entität mit einer sehr starken Leichtigkeitskraft und Negentropie imstande sein müsste, so zu leben, als hätte die Zeit keine Auswirkungen auf ihr Wesen. Das scheint zwar ein Ding der Unmöglichkeit, aber wir könnten spekulieren, dass bestimmte Baumarten praktisch die Verkörperung dieser negentropen/Leichtigkeitskräfte sind; solange ihr natürliches Biotop nicht gestört wird, können sie Tausende von Jahren, vielleicht sogar noch länger leben. Es ist, als sähen bestimmte Bäume die Zeit als das, was sie ist, eine Illusion, die nur entstand, weil alles Leben auf der Erde auch aus physischer Substanz besteht. Und nur die physische Substanz von Lebewesen ist den Gesetzen der Zeit unterworfen. Der Rest von »uns«, der lebendige Teil von uns, unterliegt nicht der Erfahrung von Zeit. Man kann die Bedeutung dieser Möglichkeit gar nicht genug betonen. Schrödinger sagt, dass alle lebenden Wesen deswegen leben, weil sie »innerhalb« ihrer selbst diese Kräfte der Leichtigkeit und der Negentropie enthalten. Sie lassen die Qualitäten entstehen, die wir mit diesem einmaligen Lebewesen assoziieren; sie sind es, die wirklich die Qualität dieses lebenden Organismus definieren. Und wenn man diese Situation genau betrachtet, stellt man fest, dass die Gesetze, denen die Zeit unterworfen ist, für lebende Wesen entweder nicht gelten oder aber anders für sie gelten als für physische, unlebendige Substanz. Vielleicht ist das der eigentliche Kern der Hinduphilosophie, die davon ausgeht, dass unsere Erfahrung von Zeit im Grunde genommen eine Illusion ist.

Dann stellt sich die Frage: Was hat das Verständnis dieser Kräfte des Lebens, die durch Wasser wirksam werden und lebenden Wesen ihre Qualität geben, mit Krebs oder mit Zellbiologie zu tun? Wenn wir auf unsere frühere Diskussion der beiden Bereiche der Zelle zurückkommen – des Zellkerns in Form des fast völlig trockenen Spermiums und des wässrigen Bereichs der Eizelle –, ist leicht zu erkennen, dass der Bereich Zytoplasma/Eizelle der Träger dieser Prinzipien von Leichtigkeit/Negentropie sein muss. Ist dieser wässrige Zytoplasmabereich »schwach«, ungeordnet oder in irgendeiner Weise beeinträchtigt, so beobachten wir, wie es zu Fehlfunktionen und Krankheit kommt, und zwar in erster Linie zu gesundheitlichen Problemen, die speziell mit der Funktion des Zytoplasmas zusammenhängen, wie beispielsweise Krebs. Dazu könnte auch ein Versagen von Strukturen im Zytoplasma, etwa der Mitochondrien gehören. Wenn die Mitochondrien nicht richtig arbeiten, ist die Energieproduktion beeinträchtigt, und es zeigen sich die Merkmale, die wir an Krebszellen beobachtet haben. Ganz lapidar ausgedrückt: Sind unsere Lebenskräfte schwach oder gestört und stimmt die Struktur des Wassers in unseren Zellen nicht, kommt es zu der Krankheit, die wir Krebs nennen. Deswegen sollte die Unversehrtheit des Wassers in unseren Zellen sowie seine Struktur und Formung durch diese Kräfte von Leichtigkeit und

Negentropie die wichtigste Rolle im Umgang mit dem Problem Krebs spielen.

Zu guter Letzt: Wenn Schrödinger recht hat mit der Behauptung, dass die Zeit aus der Entropie entsteht und diese Kraft von Wasser/Negentropie den der Zeit zugrunde liegenden Phänomenen entgegenwirkt, müsste es zumindest theoretisch möglich sein, diese Kräfte zu stärken und die Zeit in einem lebenden Wesen umzukehren. Sofern dies auf der Zellebene machbar wäre, sollte es möglich sein, diesen Prozess bei einer Zelle, die zu einer neuartigen und ungeeigneten »Spezies« (also zu der aneuploiden und damit Krebszelle) »degeneriert« ist, umzukehren, sodass sie sich in eine normale, gesunde Zelle zurückverwandeln kann. Wie ich schon sagte, kann ich die Richtigkeit des Zusammenhangs zwischen Zeit und Entropie nicht beurteilen, wohl aber die Frage, ob eine Therapie, die versucht, den *Wasser*leib zu heilen, die Zeit für einen Krebspatienten umkehren und ihn zur Gesundheit *zurück*bringen kann. Denn darum geht es schließlich bei dieser ganzen Diskussion.

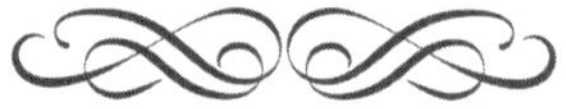

Im zweiten Teil werde ich auf einige der wichtigsten und erfolgreichsten naturmedizinischen Therapien eingehen, die im vergangenen Jahrhundert gegen Krebs eingesetzt wurden, und auf ihre Wirksamkeit bei der Heilung des Wasserleibs. Einige Therapien, etwa die mit deuteriumarmem Wasser, arbeiten unmittelbar mit Wasser. Andere wie etwa die Misteltherapie helfen, das Wasser in unseren Zellen und Geweben zu strukturieren. Wieder andere wirken sich auf das Na+/K+-Gleichgewicht aus. Ich werde Fallstudien und Forschungsergebnisse anführen und deren Anspruch auf Wirksamkeit evaluieren. In den meisten Fällen kann ich auf eigene Erfahrungen mit diesen Therapien zurückgreifen und ihre Sicherheit und Effektivität unmittelbar kommentieren. Die Beschreibung dieser Therapien aus dem Blickwinkel ihrer Wirkung auf den Wasserleib wird uns hoffentlich zu einem besseren Verständnis der Rolle des Wassers in lebenden Organismen verhelfen, was uns wiederum der Antwort auf das Rätsel der Ätiologie und der Behandlung von Krebs näherbringt. Gleichzeitig, so hoffe ich jedenfalls, wird sie uns besser verstehen lassen, was Leben eigentlich ist. Für mich stellen diese Therapien in ihrer Gesamtheit einen neuen zukünftigen Weg zu einer Lösung des epidemischen Krebsproblems in der westlichen Welt dar. Da ich an anderer Stelle bereits ausführlich über Prophylaxe geschrieben habe, insbesondere über den Einfluss von Umweltgiften und der Ernährung, die Rolle von Fieberunterdrückung, von Impfstoffen, der Exposition gegenüber elektrischen und Magnetfeldern sowie von zahlreichen anderen Aspekten unserer Lebensweise, werde ich für die Krebsprophylaxe als solche nicht viel Zeit aufwenden. Wenn ich mich auf erfolgreiche Behandlungsstrategien konzentriere und auf die, die mehr Beachtung verdienen, so hoffe ich, damit auch den Weg zur Prophylaxe klarer zu machen. Es sollte zwar eigentlich selbstverständlich sein, die Prophylaxe von Krebs oder jeder anderen Krankheit an die erste Stelle zu setzen, aber dennoch befinden wir uns derzeit in einer Situation, in der Millionen unserer Landsleute und ihre Familien mit den verheerenden Folgen einer Krebsdiagnose konfrontiert sind. Und diese Situation ist eingetreten, obwohl seit mehr als 50 Jahren geforscht wird, obwohl Milliardenbeträge investiert wurden und obwohl viele der besten Wissenschaftler der Welt sich bemühen, das Rätsel zu lösen. Anscheinend sind wir bei unseren Bestrebungen, den Krebs auszurotten, noch nicht viel weiter als vor 50 Jahren. In mancher Hinsicht hat sich die Situation sogar verschlechtert.

Um eines klarzustellen: Ich werde in Teil II keine Patentlösung nach dem Motto »Hier ist das Heilmittel gegen Krebs« präsentieren können. Vielmehr werde ich darlegen, was mich fast 4 Jahrzehnte als praktizierender Arzt gelehrt haben. In dieser Zeit habe ich Erfahrungen mit den meisten wichtigen »alternativen« Krebsprogrammen gesammelt, die den Menschen heute zur Verfügung stehen, habe die häufigsten davon bei meinen Patienten angewandt und kenne ihre Stärken und Schwächen. Für viele dieser Therapien werde ich Fallbeispiele anführen, die zeigen, dass sie ihren Anwendern ein längeres, gesünderes Leben schenken können. In anderen Fällen habe ich drastische, fast schon sensationelle dauerhafte Remissionen beobachtet.

Leider spricht der Krebs auf keine dieser Strategien so zuverlässig an, wie wir es uns alle wünschen würden. Wie ich glaube und auch aufzeigen werde, ist einer der Gründe hierfür die Tatsache, dass jede von ihnen die Krankheit Krebs in einem bestimmten Teilbereich des Zytoplasmas angeht, ohne dass wir wirklich das Gesamtbild kennen. In vielen Fällen wusste selbst der Urheber oder Begründer der Therapie nicht, dass sie an diesem Punkt ansetzte. Wie ich hoffe zeigen zu können, arbeitet jede der Therapien unmittelbar mit einem Aspekt einer solchen Funktionsstörung im Zytoplasma, unabhängig davon, ob der Entdecker sich dessen bewusst war oder nicht.

Einer der Gründe, warum ich dieses Buch geschrieben habe, ist die Hoffnung, dass wir in der Lage sein werden, diese Krankheit nicht nur besser zu verstehen, sondern auch ganz gezielt wirksame Strategien für eine viel größere Zahl von Menschen aufzuzeigen, wenn wir untersuchen, welche Therapien aus der Perspektive des Zytoplasmas bei der Behandlung von Krebs tatsächlich wirksam waren. Außerdem schreibe ich dieses Buch, um auf die bemerkenswerte Tatsache aufmerksam zu machen, dass die Menge an Ressourcen und finanziellen Mitteln zur Untersuchung aller dieser von mir hier behandelten alternativen Therapien zusammen bei weit unter 0,01 Prozent der Gesamtaufwendungen für die Krebsforschung liegt. Dennoch kann man sagen, dass Patienten, die die Gerson-Diät, die Misteltherapie, deuteriumarmes Wasser oder das Rife-Gerät anwenden, und sogar die, die Kurkuma einnehmen, bessere Ergebnisse erzielen als die Patienten, die sich den Standardbehandlungen unterziehen.

Stellen Sie sich vor, was geschehen wäre, wenn im Jahr 1920, als einige der in Teil 2 vorgestellten Strategien eingeführt wurden, die Entscheidungsträger in der Medizin beschlossen hätten, 50 oder wenigsten 10 Prozent ihrer Mittel für die Untersuchung natürlicher Verfahren zur Krebsprophylaxe und -therapie aufzuwenden. Hätten wir heute dann wohl wirkungsvolle diätetische und andere natürliche, sichere und effektive Ansätze bei der Behandlung von Krebskranken? Was hätte geschehen können, wenn wir die *Hälfte* unseres Krebsforschungsbudgets für die Erforschung von Lebensweise, Ernährung und Landwirtschaft aufgewendet hätten – wenn wir zum Beispiel vor 80 Jahren die biologische Landwirtschaft statt einer Landwirtschaft mit Gift gefördert hätten – und für andere Strategien, um eine Krebsepidemie von vornherein zu verhindern?

Stattdessen haben die herrschenden Kräfte enorme Anstrengungen unternommen und Druck auf solche Ansätze ausgeübt. Dazu gehörten direkte persönliche Anfeindungen gegen die Befürworter natürlicher Therapien ebenso wie die Verabschiedung von Gesetzen, die Ärzten verboten, ihre Krebspatienten mit anderen als den onkologischen Standardverfahren zu behandeln. Tatsächlich war es noch 2018 in dem angeblich so fortschrittlichen Bundesstaat Kalifornien jedem approbierten Arzt gesetzlich verboten, einem Krebspatienten etwas anderes zu verschreiben als Chemotherapie, Bestrahlung oder Operation. Wer sich als Arzt oder Ärztin nicht daran hält, riskiert die Zulassung und muss mit weiteren, möglicherweise noch härteren Strafen rechnen. Verstehen wir das unter dem »Land der Freien«, das in unserer Nationalhymne besungen wird?

Ich hoffe, dass die Schilderung der Geschichte und der Grundprinzipien, auf denen die erfolgreichsten natürlichen Verfahren der Krebsbehandlung beruhen, dazu führt, allmählich zu erkennen, was ihnen allen gemeinsam ist. Die inspirierenden Geschichten von Patienten, die diese Therapien erfolgreich angewandt haben, werden uns zumindest zu der Einsicht verhelfen, dass das medizinische und wissenschaftliche Establishment nach mehr als 50 Jahren seines Monopols auf die Ressourcen für die Erforschung und Behandlung von Krebs keinen Freibrief mehr verdient. Ich sage nicht, wir sollten all unsere Krebsforschungseinrichtungen dem Erdboden gleichmachen, sondern nur, wir sollten uns zu Herzen nehmen, was auf einem beliebten Autoaufkleber steht: Wie sähe die Welt aus, wenn Friedens-, Gerechtigkeits- und Umweltinitiativen so viel Geld bekämen, wie sie brauchen, und das Verteidigungsministerium sich mit einem Kuchenstand finanzieren müsste? Es ist an der Zeit, dass die konventionellen onkologischen Institute Kuchenstände aufmachen und dass die alternativen Behandlungsverfahren – besonders die, die eine wesentlich weniger militaristische Sicht auf den menschlichen Körper und die menschliche Gesundheit vertreten – angemessen finanziert werden.

Bevor wir uns den Therapien zuwenden, möchte ich Ihnen die Geschichte einer jungen Patientin erzählen, die ich seit Jahren kenne. Sie litt einige Monate an Schmerzen im Knie, dann wurde im Bereich ihres linken Knies ein bösartiges Osteosarkom diagnostiziert, das Metastasen in ihrer Lunge gebildet hatte. Sie bekam rasch einen Termin am Medical Center der Stanford University und wurde von weltberühmten Onkologen untersucht, die einen Therapieplan erstellten. Wie den meisten Onkologen war ihnen Coley's Toxin unbekannt, eine erfolgreiche Fiebertherapie, die Anfang des 20. Jahrhunderts bei der Behandlung von Osteosarkomen eingesetzt wurde,[2] und sie verordneten ihr die Standardbehandlung, bestehend aus einem Chemotherapeutikum, das es schon seit den 50er-Jahren gibt, und der darauffolgenden Teilamputation des Beins.

Zu dem Zeitpunkt, an dem ich dies schreibe, kann man noch nicht sagen, ob ihre Behandlung erfolgreich sein wird; wir wissen jedoch, dass die Prognose für Patienten mit metastasierendem Sarkom bei einer Standardbehandlung ungünstig ist. Deshalb stellt sich hier doch die Frage: Warum finden wir es nach 50 Jahren kostspieligster und umfangreicher Forschungen nicht schockierend und erstaunlich, dass die Onkologie anscheinend nichts Besseres oder wenigstens nichts anderes zu bieten hat als vor 40 oder 50 Jahren? Schließlich ist dieser Fall nicht mit einer Streptokokkenangina vergleichbar, die seit fast 100 Jahren erfolgreich mit Penicillin bekämpft wird (was allerdings kein uneingeschränkter »Erfolg« ist). Die Standardbehandlung ist schon seit Jahrzehnten weitgehend erfolglos. Warum also verbieten wir allen rundheraus, etwas anderes zu versuchen, besonders wenn dieses andere weniger schädlich und möglicherweise erfolgreicher wäre? Warum wurde Coley's Toxin, das *speziell* für die Behandlung von Osteosarkomen entwickelt wurde, nie von unserem onkologischen Establishment erforscht? Niemand weiß, ob es wirken würde, weil seine Erforschung mit einem Verbot belegt wurde.

Der Genetiker, zu dem diese junge Frau ging, um sich die »Genetik« und die »Ursache« ihrer Krebserkrankung erklären zu lassen, erläuterte ihr, Tumore und Krebs würden durch unkontrolliertes Zellwachstum und durch Zellwucherungen aufgrund einer Regulationsstörung des Zellzyklus verursacht. Es gebe zahlreiche Gene im menschlichen Körper, die für die Steuerung des Zellwachstums und die Verhinderung von Krebs von Bedeutung seien, dessen Ursache Mutationen oder Abweichungen der Gensequenz auf einem dieser Gene seien. Aber, so erklärte der Genetiker weiter, in den meisten Fällen sei die Ursache des Sarkoms nicht bekannt, und es gelte als isoliertes, sporadisches Ereignis mit unbekannter Ätiologie.

Mit anderen Worten: Obwohl Krebs nach Aussage dieses Genetikers eine genetische Erkrankung ist, haben wir keine Ahnung, wie er entsteht oder warum man ihn bekommt. In Ihrer Familie ist diese Krankheit bisher vielleicht nie aufgetreten, es sind keine genetischen Mutationen bekannt, die wir identifizieren könnten, es ist nicht eindeutig nachgewiesen, dass Sarkome mit bestimmten genetischen Defekten assoziiert sind – wir wissen es einfach nicht. 50 Jahre Forschung, Milliarden von Dollar und ein Netzwerk von Wissenschaftlern, die dieses Problem intensiver untersucht haben als je ein anderes in der Geschichte der Menschheit, und was wir Ihnen bieten können, ist – nichts. Nehmen Sie einfach dieses Medikament, das Ihre Zellen daran hindert, sich zu teilen, dann amputieren wir ein Stück von Ihrem Bein und hoffen das Beste. Aber was auch immer Sie unternehmen, recherchieren Sie auf keinen Fall nach »unerprobten« Verfahren oder probieren diese gar aus. Das wäre nicht sicher.

So viel dazu. Und jetzt wollen wir uns einigen dieser »unerprobten« Verfahren zuwenden und sehen, was sie vielleicht zu bieten haben.

Teil 2

Mögliche Therapien

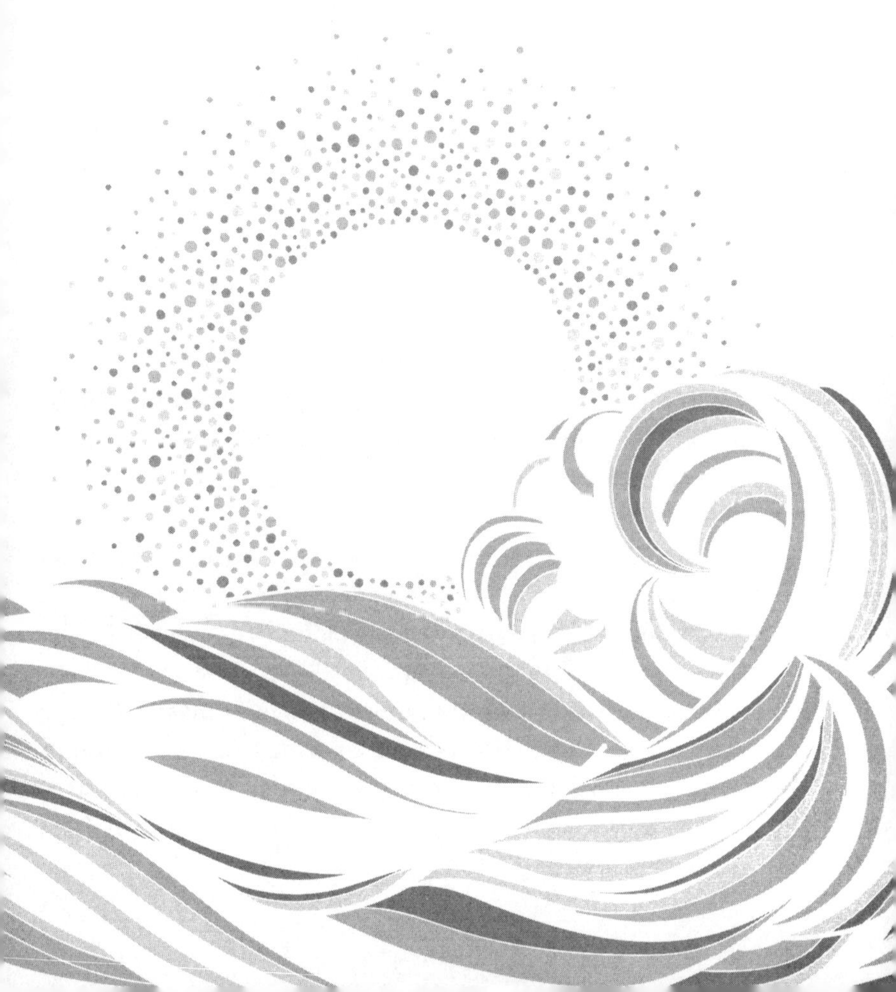

Kapitel 4

Isotonisches Plasma nach Quinton

Nach dem Tod des französischen Physiologen René Quinton (1866–1925) folgte seinem Sarg eine der größten Trauerprozessionen in der Geschichte Frankreichs. Tausende von Menschen säumten die Straßen, Staatsoberhäupter kamen in Scharen, und der französische Premierminister hielt die Grabrede auf einen Mann, von dem die meisten von uns nie gehört haben, dessen Arbeit aber schon zu seinen Lebzeiten unzählige Leben rettete. Sie wurde zu einem der Grundpfeiler der modernen medizinischen Praxis und vermittelte anwendungsorientierte Einblicke, die für jeden, der die Bedeutung von strukturiertem Wasser für Gesundheit und Krankheit verstehen will, von zentraler Bedeutung sind.

Wer war René Quinton? Worin bestand seine Leistung, die zu einem solchen Sturm von Bewunderung und Zustimmung führte? Er war ein bescheidener Mann, der sein ganzes Erwachsenenleben der Arbeit mit Meerwasser widmete. Sein Verdienst ist die Entwicklung einer Rehydrierungslösung, die vielen Menschen das Leben rettete, darunter vor allem Kindern, die Anfang des 20. Jahrhunderts in französischen Städten lebensgefährlich an Cholera erkrankt waren. Das Quinton-Plasma, wie man es später nennen sollte, wurde auch vom französischen Militär zu Wiederbelebungsmaßnahmen bei Soldaten eingesetzt, die bei den Kämpfen des Ersten Weltkriegs verwundet worden waren. Es war so wirksam, dass die französische Regierung im ganzen Land

Quinton-Zentren einrichtete, in denen die Menschen mit unterschiedlichen Krankheiten behandelt wurden.

Natürlich beruht auf dem Quinton-Plasma auch die spätere Entwicklung der heute in der Medizin eingesetzten intravenösen (IV) Injektionslösungen, ebenso wie der oral verabreichten Rehydrierungslösungen, die beispielsweise von der Weltgesundheitsorganisation im Kampf gegen Dehydrierung durch Durchfälle eingesetzt werden, welche bis heute eine solche Gefahr für die Bewohner der südlichen Erdhalbkugel oder für Menschen in Katastrophengebieten darstellt. Zwangsläufig sind die modernen IV-Präparate in ihrer Qualität jedoch nur ein schwacher Abklatsch der ursprünglich von Quinton entwickelten Lösungen. Moderne IV-Lösungen bestehen nur noch aus Natriumchlorid in sterilem Wasser, das in Plastikbeuteln abgepackt wird. Dagegen schuf Quinton, der beobachtet hatte, dass unser Blut und die extrazellulären Flüssigkeiten (die Flüssigkeiten, die unsere Zellen umspülen) dieselbe mineralische Zusammensetzung wie Meerwasser haben, ein Plasma aus Meerwasser.

Ausgehend von seiner Entdeckung, dass unser Blut die mineralische Zusammensetzung der Ozeane widerspiegelt, propagierte Quinton die Idee, Gesundheit könne als der Zustand definiert werden, in dem sich unsere Körperflüssigkeiten, auch das Blut, in einem »perfekten« Zustand befinden, der die Zusammensetzung des Meerwassers möglichst genau wiedergibt. Krankheit entsteht nach Quinton dann, wenn dieses innere Mineralstoffgleichgewicht gestört ist. Zudem vertrat er die Ansicht, dass die Flüssigkeiten im Körperinneren nicht nur die Suspension eines Gemischs von Mineralien und Wasser in einem bestimmten Verhältnis zueinander sind, sondern dass sie in einer Art organisiertem Zustand existieren. Dieser organisierte Zustand ist ein weiteres Kriterium, wie gesund ein Organismus ist. Befinden sich unsere Körperflüssigkeiten in vollkommenem Mineralstoffgleichgewicht und in ihrem optimalen Organisationszustand, so sind wir gesund. Wenn die Mineralstoffzusammensetzung aus dem Gleichgewicht gerät oder die Organisation zusammenbricht, leiden wir an Krankheiten.

Quinton begnügte sich allerdings nicht damit, abstrakte Theorien über das Wesen von Gesundheit und Krankheit vorzutragen. Falls er recht habe, so argumentierte er, sollte es möglich sein, durch eine geeignete Verabreichung von Meerwasser einen Kranken wieder gesund zu machen. In jahrzehntelangen Forschungen fand er heraus, dass es in einigen Regionen der Ozeane aus unerklärlichen Gründen ständige natürliche Wirbel mit einer Ausdehnung von mehreren Meilen gibt. Innerhalb dieser Wirbel befinden sich Meerwasser (natürlich), Phytoplankton und andere mikroskopisch kleine Meeresorganismen. Quinton und seine Kollegen entwickelten Methoden, mit denen man tief ins Zentrum dieses nährstoffreichen Wirbels ein Sauggerät hinunterlassen und praktisch das Meerwasser aus dem Wirbel in große Tanks absaugen konnte. (In meinem Buch *Human Heart, Cosmic Heart* habe ich die These vertreten, dass der Blutkreislauf aus Kräften entsteht, die im Blut selbst vorhanden sind, und dass die Aufgabe des Herzens darin besteht, diese Bewegung des Blutes in einen Wirbel umzuwandeln, um es mit der »schöpferischen Energie« zu erfüllen, die die Grundlage allen Lebens ist. Mit seiner Methode, aus einem nährstoffreichen Wirbel Meerwasser mit derselben Mineralstoffzusammensetzung wie der des menschlichen Blutes zu gewinnen, kopierte Quinton im Grunde genommen die Rolle des menschlichen Herzens.

Quinton war sich dessen bewusst, dass dieses verwirbelte Meerwasser vor Gebrauch mikrofiltriert werden musste, wobei es galt, bei dem zur Anwendung kommenden Reinigungsvorgang die empfindliche Struktur des Wassers zu erhalten, die durch die Verwirbelung entstanden war. Dies erreichte er durch die Entwicklung einer Reihe von Filtern, die alles außer dem Wasser, den darin gelösten Mineralien und den gelösten »Absonderungen« des Phytoplanktons entfernten. Diese beiden Aspekte – die Gewinnung des Meerwassers aus den Tiefen der Wirbel im Ozean und die kalte Mikrofiltrierung des so gewonnenen Wassers – unterscheiden das Quinton-Plasma von allen anderen jemals hergestellten oder vertriebenen Meerwasserlösungen. Anders als manche Menschen behaupteten, entnahm Quinton nicht einfach dem Meer eine bestimmte Menge Wasser, das er dann in Flaschen füllte. Was er da entnahm und reinigte, war vermutlich das beste Beispiel für einwandfrei strukturiertes Wasser, das wir kennen.

Die Komponenten strukturierten Wassers in allen lebenden Systemen sind reines Wasser (mehr davon in den nachfolgenden Kapiteln), die richtigen Mineralstoffe (die, die man in einem gesunden Ozean findet) und Proteine (aus dem Phytoplankton im Ozean) – die verwirbelt wurden. Das Quinton-Plasma enthält sämtliche dieser Bestandteile, die alle gewissenhaft gewonnen und gepflegt wurden.

Quintons Überlegungen basierten auf der Vorstellung, dass gereinigtes, mineralisiertes, nährstoffreiches und strukturiertes Wasser die Grundlage allen biologischen Lebens bildet. Zum Nachweis dieser Theorie führte er Laborversuche durch, bei denen er einem kranken Hund fast sein gesamtes Blut entnahm. Als der Tod des Hundes unmittelbar bevorstand, gab er ihm eine IV-Infusion mit Quinton-Plasma. Der Hund überlebte nicht nur, es wurden auch die zahlreichen Krankheiten geheilt, an denen er gelitten hatte. Quinton und seine Kollegen führten dieselbe Demonstration auch mitten in Paris durch, um einem größeren Publikum zu zeigen, welche Durchschlagskraft seine Entdeckung hatte. Viele äußerten sich dahin gehend, dass die Hunde, deren Blut gegen das Quinton-Plasma ausgetauscht worden war, nach ihrem Erscheinungsbild und Verhalten um Jahre jünger gewirkt hätten als vor dieser drastischen Prozedur.

Heute ist das Quinton-Plasma nicht per se als Krebstherapie bekannt, und ich habe keine Fallberichte oder Studien gefunden, die eine Wirkung bei Krebspatienten ausschließlich durch den Einsatz von Quinton-Plasma belegen. Ich bin jedoch fest davon überzeugt, dass es in keiner Abhandlung über die Rolle von strukturiertem oder Zytoplasma-Wasser in Gesundheit und Krankheit fehlen sollte, denn das ist meiner Meinung nach der Dreh- und Angelpunkt für unser Verständnis von Krebs. Reines, mineralisiertes, nährstoffreiches und strukturiertes Wasser ist die biologische Grundlage allen Lebens. Wenn die Flüssigkeiten in unserem Körperinneren in einem schlechten Zustand sind, sei es durch Giftstoffe, Infektionen, ja sogar durch schädliche Emotionen, ist Krankheit die Folge. Die Quinton-Stiftung wurde 2010 gegründet, um René Quintons Werk und Therapien zu fördern, und listet diverse Störungen auf, die mit der Quinton-Therapie behandelt werden können, sowie Strategien für eine erfolgreiche Therapie. In den vergangenen Jahrzehnten wurden in unabhängigen Studien die Sicherheit und Wirksamkeit des Quinton-Plasmas bei der Behandlung von Krankheiten wie Influenza[1], Bluthochdruck[2], Alzheimerkrankheit[3], Immunfunktionsstörungen[4], Diabetes[5], Adipositas[6], Atherosklerose im fortgeschrittenen Stadium[7], Hyperlipidämie[8] und allergischem Schnupfen[9] dokumentiert.

Modernen Medizinern mag es schwerfallen, sich vorzustellen, eine einzige Therapie könne bei einer solchen Vielfalt von Krankheiten eine positive Wirkung haben, aber das liegt daran, dass sie immer noch in dem individualistischen Modell von Gesundheit und Krankheit gefangen sind. Ebenso wie René Quinton gehe ich davon aus, dass wir gegen die meisten Krankheiten gefeit sein werden, wenn es uns gelingt, das perfekt strukturierte Wasser in und um unsere Zellen herum zu erzeugen. Wenn wir krank werden, müssen wir dieses vollkommenere Milieu im Zytoplasma, in der Zelle wiederherstellen. Das Quinton-Plasma war einer der erfolgreichsten und kreativsten Versuche, genau dieses Ziel zu erreichen.

Der Quinton-Stiftung ist es zu verdanken, dass Quintons Originalrezept auch heute noch verfügbar ist, und seit einigen Jahren haben die Menschen in den Vereinigten Staaten Zugang zu Plasma nach genau diesem Rezept (siehe Anhang A, Seite 211). Ich betrachte das Quinton-Plasma in Verbindung mit richtiger Ernährung als eine der Grundlagen meiner praktischen Arbeit. Meine Familie und ich nehmen seit Jahren fast täglich einige Esslöffel Quinton-Plasma. Ich wüsste keinen Grund, warum nicht jeder täglich Quinton-Plasma einnehmen sollte, dem an der Erhaltung oder Verbesserung seiner Gesundheit gelegen ist. Die Sicherheitsnachweise sind seit über 100 Jahren tadellos, es ist die wirksamste Mineralstoffergänzung auf unserem Planeten und verbessert nachweislich bei allen Anwendern das Zellmilieu. Ich sehe keinen Grund, warum angesichts eines so sicheren, wirksamen und vernünftigen biologischen Verfahrens nicht weitere Studien zu diesem fabelhaften Arzneimittel durchgeführt werden sollten.

Kapitel 5

Gerson-Therapie

Im Alter von 20 Jahren, als ich gerade mein Studium an der Duke University abgeschlossen hatte und zum Dienst im Peace Corps in Swasiland, Afrika, aufbrach, hatte ich keine Ahnung, was ich mit meinem Leben anfangen wollte. Nur eines stand für mich fest: Arzt wollte ich nicht werden. Während der beiden Jahre, in denen ich in einer Lehmhütte mit einem Dach aus Gras in einer ländlichen Gegend von Swasiland lebte, stieß ich auf die Werke von Weston Price und Rudolf Steiner. Es war wie eine Offenbarung für mich, als ich erkannte, dass es nicht nur die Art von Arzt gibt, die ich geschworen hatte, niemals zu werden. Es war, als sei ein Damm gebrochen, und ich stürzte mich auf diese mir neue Art der Medizin mit einem Eifer, den ich niemals erwartet hätte, noch je erlebt hatte. Ich konnte gar nicht genug und so schnell, wie ich wollte, über Ernährung, Heilpflanzen, Anthroposophie und die erstaunliche Welt des Heilens und der Heiler lernen.

Nach meiner Rückkehr vom Peace Corps schrieb ich mich an der medizinischen Fakultät der Michigan State University ein und ging weiter meinen Studien naturmedizinischer Theorien und Heilverfahren nach. Außerdem wurde ich Mitglied in einer neu gegründeten Gruppe namens Physicians' Association for Anthroposophical Medicine (PAAM), einem Zweig der weltweiten anthroposophischen Medizinbewegung. Ich nahm jedes Jahr an einer 1-wöchigen Konferenz in Wilton, New Hampshire, teil, las alles, was ich in die Finger kriegen konnte, und ging zu jedem einschlägigen Workshop und in jede einschlägige Vorlesung, die ich finden konnte. 1983, während meines 3. Jahres an der Medizinischen Fakultät, erhielt ich die Genehmigung, all meine Wahlkurse bei der kleinen Gruppe der praktizierenden anthroposophischen Ärzte zu absolvieren, die in verschiedenen Zentren im Osten der Vereinigten Staaten tätig waren.

1983 hörte ich den Vortrag eines jungen Arztes über seinen eigenen Weg zur Heilung. Er hatte erst kürzlich seine Facharztausbildung zum Hausarzt beendet und war jetzt amtierender Präsident der PAAM. In dem Vortrag erzählte er uns von seiner Heilung von metastasierendem Hodenkrebs, bei dem er die schulmedizinischen onkologischen Behandlungen abgelehnt und eine Gerson-Therapie begonnen hatte, sowie der darauffolgenden totalen Remission einige Jahre später. Während des Workshops ging er detailliert auf seine Diagnose ein und ließ keinen Zweifel daran, dass es sich um einen Hodenkrebs im Stadium IV gehandelt hatte. Er umriss die Einzelheiten seiner Therapie und las Stellungnahmen seiner Ärzte vor, in denen sie schrieben, dass er bald sterben würde, wenn er sich nicht schulmedizinisch behandeln ließe. Schließlich sprach er über seine vollständige Genesung, einschließlich der Testergebnisse und Scans, die das gänzliche Verschwinden seiner Krebserkrankung dokumentierten. Ich war, gelinde gesagt, fasziniert und beeindruckt.

Ich las alles, was ich über die Gerson-Diät finden konnte, auch Max Gersons berühmtes Buch *Cancer Therapy: Results of Fifty Cases* (deutsche Ausgabe: *Eine Krebstherapie 50 Fälle*). In diesem schildert er, wie seine Vorstellungen sich entwickelten, umreißt den Grundgedanken seiner Therapie und dokumentiert schließlich fünfzig Fälle von Krebsheilungen, die er zusammenstellte und Ende der 40er-Jahre dem amerikanischen Kongress vorlegte. Damals führte ein Senatsausschuss Anhörungen zu der Art von Krebsforschungen und -behandlungen durch, die er finanzieren sollte. Gerson präsentierte seine Fälle mit persönlichen Erfahrungsberichten seiner Patienten, die nach Anwendung seiner Therapie geheilt worden waren, und fügte Röntgenbilder und die Ergebnisse von Blutuntersuchungen bei, um zu dokumentieren, dass seine Behauptungen stimmten. (Als interessante historische Fußnote ist hinzuzufügen, dass die Anhörungen zur Finanzierung der Krebsforschung mit einer sehr knappen Entscheidung endeten, und zwar zugunsten des chemischen, chemotherapeutischen Ansatzes, der von den wichtigen pharmazeutischen Interessenvertretern propagiert wurde, im Gegensatz zu den natürlicheren, ernährungsorientierten Verfahren, die Max Gerson und andere befürwortet hatten. Manchmal frage ich mich, in welchem Maße diese Zäsur für die furchtbare Situation verantwortlich ist, in der wir uns mittlerweile befinden – und wie die Dinge hätten anders verlaufen können.)

Max Gerson (1881–1959) war ein deutscher Arzt, der vor den Nazis floh und zunächst mit seinem Freund Albert Schweitzer in Afrika zusammenarbeitete, bevor er in die Vereinigten Staaten kam. Zu Anfang seiner Karriere galt Gersons Hauptinteresse der Entwicklung eines erfolgreichen diätetischen Verfahrens für die Behandlung von Tuberkulose. Seine Therapie der »fettfreien« Ernährung wurde schließlich in vielen europäischen Tuberkulosekliniken praktiziert, und er wurde mit dieser recht bekannt. Nach seiner Ankunft in den Vereinigten Staaten wandte er seine Aufmerksamkeit dem Krebs zu und arbeitete dabei weitgehend nach den gleichen Prinzipien, die sich bei der Tuberkulosebehandlung als erfolgreich erwiesen hatten. Die Gerson-Therapie wird oft als Entgiftungsprogramm auf der Grundlage einer veganen Ernährung mit Gemüsesäften und Kaffeeeinläufen gesehen, aber das trifft nicht wirklich den Kern der Therapie und zieht auch nicht Gersons Begründung für ihre Wirksamkeit in Betracht.

Gerson war der Meinung, die Grundvoraussetzung von Krankheit sei eine Störung im korrekten Natrium-Kalium-

Gefälle zwischen dem Inneren der Zelle und ihrer Umgebung; als Folge dieser Störung steigt das Natrium in der Zelle an, und das führt zu Krankheit. Der Grund dafür ist nach Gerson, dass eine Zelle ohne dieses gesunde Natrium-Kalium-Gefälle eine ungeladene und folglich tote Zelle ist. Daher zielt jeder Aspekt seiner Therapie auf die Wiederherstellung dieses Natrium-Kalium-Gefälles ab.

Nicht lange nachdem Gerson im Jahr 1957 mit der Anwendung seiner Therapie bei Krebs begonnen hatte, entdeckte der dänische Wissenschaftler Jens Christian Skou eine in der Zellmembran eingebettete Natrium-Kalium-Pumpe, die nach Meinung der meisten Mainstream-Wissenschaftler für den Transport von Natrium aus der Zelle hinaus und von Kalium in die Zelle hinein verantwortlich ist. Das erklärt, wieso die Zellen von Säugetieren in einem natriumreichen Milieu leben, in ihrem Inneren jedoch ein natriumarmer Zustand herrscht.[1] Später demonstrierte Dr. Gilbert Ling, dass man hinsichtlich dieser Pumpe einem Irrtum erlegen war – nicht hinsichtlich ihrer Existenz (die eine Tatsache ist), sondern weil ihre Rolle von der Mainstream-Wissenschaft missverstanden und überbewertet wird. Dennoch kann die Bedeutung des Natrium-Kalium-Gefälles als solches gar nicht genug betont werden. Abgesehen von *Digitalis* (auf das ich in Kapitel 6 eingehen werde) gab es zu Zeiten von Skous Entdeckung keine praktikable Methode, mit der man mithilfe dieser Pumpe das Natrium-Kalium-Gleichgewicht beeinflussen konnte. Gerson vermutete, dass er durch Beeinflussung dieses Gleichgewichts den Energiehaushalt der Zelle grundlegend verändern und so die Wahrscheinlichkeit einer Erkrankung verringern konnte.

Aus diesem Grund konzipierte Gerson eine Diät, die darauf beruhte, die Kaliumzufuhr zu erhöhen und die Natriumzufuhr drastisch zu verringern. Bei der Diät war jegliche Art von Salz verboten. Gelegentlich strich Gerson sogar Sellerie, denn als mehr oder weniger einzige Pflanze hat dieser die Neigung, Natrium zu speichern. Die meisten tierischen Lebensmittel schieden aus, nicht weil Gerson an die Heilkraft der veganen Ernährung glaubte – wie heutzutage meist irrtümlich angenommen wird –, sondern weil tierische Lebensmittel tendenziell einen höheren Natriumgehalt besitzen als pflanzliche. Tatsächlich bestand Gerson in der Intensivphase seiner Diät auf dem frischen Saft roher Leber alle 2 Stunden und fügte hohe Dosen von tierischer Schilddrüse hinzu, die ihm zufolge das Natrium-Kalium-Gleichgewicht positiv beeinflusste und dazu beitrug, das Natrium aus den Zellen hinaus und das Kalium wieder in die Zellen hineinzuschleusen. Gerson konnte zeigen, dass diese außergewöhnlich hohe Kaliumzufuhr bei gleichzeitig völligem Natriumverzicht tatsächlich das Natrium-Kalium-Gefälle an der Zellmembran veränderte.

Gerson bestand zudem darauf, dass seine Patienten einen bestimmten Entsafter benutzten, den sogenannten *Norwalk Juicer*, bei dessen Entwicklung er den Hersteller unterstützte. Mit diesem Entsafter sollten sie den Saft aus Möhren, Beten, Äpfeln und Leber herstellen, den sie täglich in großen Mengen trinken mussten. Heute sehen wir Safttrinken als eine Möglichkeit der Entgiftung, aber das war nicht Gersons eigentliche Absicht. Der *Norwalk Juicer* ist der einzige Entsafter, der die Energiestruktur der intrazellulären Komponente mit dem damit »verbundenen« Kalium aus dem entsafteten Gemüse so weit intakt ließ, dass sie in die Zellen der Patienten Eingang finden konnte. Inzwischen wissen wir, dass es sich bei der intrazellulären Komponente einer Möhre, einer Bete oder eines Apfels um strukturiertes Wasser handelt, das das Kalium in seiner Matrix zurückhält. Wie das Quinton-Plasma (allerdings ohne den Einsatz von Wirbeln) nutzte auch Gersons Therapie die natürliche Neigung aller lebenden Organismen, ihr intrazelluläres Gefüge zu strukturieren. Gersons Ziel war es, diese intrazelluläre Zytoplasma-Komponente so unversehrt zu extrahieren, dass sie von dem kranken Patienten aufgenommen und verwertet werden konnte.

Als ich von der Gerson-Therapie erfuhr, war ich von ihren Ergebnissen so beeindruckt, dass ich als wohl einziger Arzt in den Vereinigten Staaten meine Eltern bat, mir zum Abschluss meines Medizinstudiums einen *Norwalk Juicer* zu schenken. Gerson war felsenfest davon überzeugt, seine Therapie sei ohne einen *Norwalk Juicer* zum Scheitern verurteilt. Diese Entsafter sind sehr teuer, und ich hoffte, dass ich ihn, wenn ich ihn erst mal hätte, an meine Patienten ausleihen könnte, die mit ihrer eigenen Gerson-Therapie begannen. Rund 35 Jahre später besitze ich ihn immer noch, er funktioniert bis heute, und ich verwende ihn auch jetzt noch zur Herstellung von Säften und anderen Tinkturen oder Speisen. Im Laufe dieser Jahre habe ich vermutlich Tausende Gläser von diesem mit dem *Norwalk Juicer* hergestellten Möhrensaft getrunken und meinen Entsafter an sehr viele Patienten ausgeliehen.

Ein weiterer wesentlicher Bestandteil von Gersons Therapie war seine Suppe, die er hauptsächlich aus Pflanzenwurzeln und einigen anderen Gemüsesorten herstellte. Die Pflanzen wurden wegen ihres hohen Kaliumgehalts ausgewählt, und ihre Zubereitung als Brühe war eine Möglichkeit, Proteine zu erschließen, die als Gerüst für die intrazelluläre Matrix dienen. Mit der Brühe konnte also die Menge des intrazellulären Kaliums weiter erhöht und das intrazelluläre Wasser noch besser strukturiert werden. Wir sehen hier eine Ähnlichkeit mit anderen bekannten Krebstherapien, die mit hohen Kollagendosen arbeiten, etwa die Knorpeltherapie von Dr. John Prudden oder Behandlungen mit Haiknorpel. All dies sind Variationen des Themas von der Erschaffung gesünderen, intrazellulären strukturierten Wassers.

Gerson arbeitete auch mit Kaffeeeinläufen als Entgiftungshilfe, um die Gallengänge zu erweitern und so die Leber bei einer effektiveren Ausscheidung von Giftstoffen über den Darm zu unterstützen. Aber selbst von dieser einfachen Entgiftungsstrategie nahm er an, dass sie dazu beitrug, das Natrium-Kalium-Gleichgewicht wiederherzustellen, indem sie Giftstoffe ausschleuste, die sich im intrazellulären Raum angesammelt hatten. In der Mehrzahl der Fälle werden unsere intrazellulären Gele deformiert, weil sie Giftstoffe aufnehmen, die in die Zelle gelangt sind. Diese Giftstoffe binden dann an das Gel und verzerren seine Struktur. Deformierte Gele haben nicht die richtige Konfiguration, um Natrium auszuschließen oder Kalium zu binden. Infolgedessen ist die Ausscheidung von Natrium verringert, die Ladung an der Membran wird schwächer, und die Zelle verliert ihre Ladung und damit ihre Energie. Die Zellen, denen die Ladung fehlt, verklumpen zu einem Tumor. Das Ausschleusen angesammelter Giftstoffe aus der Zelle durch Verfahren wie dem Kaffeeeinlauf hilft, dieses Abgleiten in einen sich verschlimmernden Krankheitszustand umzukehren.

Zur Gerson-Therapie gehören noch einige untergeordnete Komponenten, und sie wird mittlerweile in der ganzen Welt zur Behandlung von Krebspatienten eingesetzt. All diese Komponenten fördern, wenn sie richtig eingesetzt werden, dieses Mineralstoffgefälle und den Aufbau einer Zellladung. Die Gerson-Diät sollte nicht als vegane und nicht einmal als vegetarische Diät vermarktet werden; sie war von jeher keines von beiden. Sie sollte auch nicht als Argument dienen, warum Menschen auf eine vegane Diät umstellen sollten, es sei denn, der Verzehr von großen Mengen frischer Leber könnte als unumgänglicher Bestandteil einer veganen Diät gelten. Das Gerson-Programm war ein brillanter und innovativer Ansatz, um das Natrium-Kalium-Gleichgewicht an der Zellmembran wiederherzustellen. Es wurden sogar Studien veröffentlicht, in denen gezeigt wurde, wie die Gerson-Therapie auf innovative Weise die Prinzipien umsetzte, die Dr. Ling in seinen wichtigen Werken zur Bedeutung des Natrium-Kalium-Gleichgewichts für die menschliche Gesundheit und Krankheit erörtert hatte.[2] Da allerdings diese Bedeutung sogar von Gerson selbst nie wirklich verstanden wurde, greift die Therapie als endgültige Lösung für das Krebsproblem zu kurz.

Im Laufe der Jahre habe ich mit Bedauern beobachtet, wie Menschen einen zweifelsohne schwierigen Weg zur Krebsbehandlung einschlugen, mit den Kaffeeeinläufen alle 2 Stunden und riesigen Mengen an frischgepresstem Saft, nur um dann nicht das erhoffte Resultat zu erzielen. Ohne Zweifel ist vielen Menschen mit der Gerson-Therapie geholfen worden. Studien bestätigen dies.[3] Dokumentationen zeigen die Geschichten erfolgreicher Fälle von Gerson-Therapien. Dennoch enden viele Fälle ähnlich wie der meines Freundes mit dem Hodenkrebs: Nach etwa 10 Jahren kehrte der Krebs zurück, und er hatte einfach nicht den Mut, es erneut mit der Gerson-Therapie zu versuchen. Er entschied sich dann für eine schulmedizinische Chemotherapie und starb ziemlich bald an der Krankheit.

Die Gerson-Therapie sollte ihren Platz in den Annalen erfolgreicher Ansätze in der Krebstherapie erhalten. Sie kann uns viel über den Umgang mit Krebspatienten lehren, aber weil Gerson die Dynamik der intrazellulären Gele und die Bedeutung des Zytoplasmas für die Entstehung der Krankheit nicht wirklich erkannt hatte, sollte seine Therapie meines Erachtens nicht das letzte Wort bei der Suche nach der erfolgreichen Behandlung eines Krebspatienten sein.

Kapitel 6

Herzglykoside

Mitte der 90er-Jahre, ehe mir die Problematik mit der Theorie der Natrium-Kalium-Pumpe bewusst war, stieß ich auf Studien, die zeigten, dass Krebspatienten, die Digitalis-Präparate einnahmen, eine bessere Prognose hatten als die, die keine derartigen Medikamente bekamen. Die Pflanze *Digitalis,* auch als Fingerhut bezeichnet, wird seit Jahrhunderten bei der Behandlung von Herzrhythmusstörungen und Herzinsuffizienz eingesetzt. Bekanntermaßen enthalten die Blätter die zwei Wirkstoffe, Digoxin und Digitoxin, und ursprünglich war die Arznei einfach eine Zubereitung aus getrockneten Digitalis-Blättern. Sowohl Digoxin als auch Digitoxin hemmen die Aktivität der Natrium-Kalium-Pumpe, indem sie an einen ihrer Proteinbestandteile binden, was zu einem Zustrom von Calcium in die Zellen, insbesondere in die Herzzellen führt. Da Calcium die Muskelkontraktion stimuliert, wird die Kontraktionskraft des Herzens erhöht und damit verbessert, was auch als inotrope Wirkung bezeichnet wird. Wegen dieser Verbesserung der Kontraktionsenergie war Digitalis jahrhundertelang das wichtigste Mittel zur Behandlung von Herzinsuffizienz, die auf eine schwache Kontraktionskraft des Herzens zurückgeführt wurde.

Im Laufe der Zeit wurden weitere Pflanzenextrakte identifiziert, die die Natrium-Kalium-Pumpe und damit die inotrope (Kontraktions-)Kraft des Herzens beeinflussen. Dazu gehören unter anderem g-Strophanthin, auch Ouabain genannt, das aus der Pflanze *Strophanthus gratus* isoliert wird, Bufalin, das aus Krötenhaut gewonnen wird (und möglicherweise den Märchen vom

Küssen eines Froschs zugrunde liegt), und Oleandrin, das aus der Oleanderpflanze isoliert wird. Wie in den meisten Fällen wurde das Bild immer komplexer, je mehr zu diesen verschiedenen Herzglykosiden geforscht wurde.

Es hat sich herausgestellt, dass die verschiedenen Glykoside unterschiedliche Eigenschaften besitzen. So ist beispielsweise g-Strophanthin wasserlöslich, Digoxin dagegen fettlöslich. Unterschiedliche Glykoside wirken sich auch unterschiedlich auf das Natrium-Kalium-Gleichgewicht aus, und in einigen Fällen ist die Wirkung dosisabhängig. In niedriger Dosierung regt g-Strophanthin zum Beispiel die Natrium-Kalium-Pumpe an, hohe Dosen dagegen hemmen sie. Das könnte auch bei Digitalis-Glykosiden der Fall sein; Digoxin und Digitoxin selbst haben möglicherweise leicht unterschiedliche Wirkungen.

Gersons Arbeiten zeigten, dass zwischen Krebs und Störungen des Natrium-Kalium-Gefälles eine Verbindung besteht oder dass er sogar davon verursacht wird. Zudem kann die Wiederherstellung des diesbezüglichen Gleichgewichts den Verlauf einer Krebserkrankung beeinflussen. Folglich erscheint es plausibel, dass sich Medikamente, die dieses Gleichgewicht wiederherstellen können, bei einem Krebspatienten möglicherweise positiv auswirken. Mit anderen Worten wäre ein Arzneimittel, das eine Verbesserung des Natrium-Kalium-Gefälles an der Zellmembran bewirkt und so die Ladung in der Zelle wiederherstellt, gleichsam eine Gerson-Therapie in Pillenform. Tatsächlich wurden in den 90er-Jahren Forschungen durchgeführt, die zeigten, dass Digitalis oder g-Strophanthin in geeigneter Dosierung das Natrium-Kalium-Gleichgewicht wiederherstellen und den Krankheitsverlauf bei Krebs positiv beeinflussen können. In einer im Jahr 1999 in der Zeitschrift *Oncology Reports* veröffentlichten Studie hieß es: »Bei der vorliegenden Studie handelt es sich um eine Langzeit-Folgestudie (22,3 Jahre) an 175 Patientinnen mit Brustkrebs, von denen 32 zum Zeitpunkt der Krebserkrankung mit Digitalis behandelt wurden. Bei diesen Patientinnen unter Digitalis war die Todesrate niedriger (6 Prozent) im Vergleich zu den Patientinnen, die kein Digitalis einnahmen (34 Prozent).«[1]

In anderen Studien wurde der Mechanismus untersucht, durch den Digitalis das Krebswachstum beeinflusst. Eine im Jahr 1999 in der Zeitschrift *Medical Hypotheses* veröffentlichte Studie stellte fest, dass Digitalis in der Lage ist, in verschiedenen malignen Zelllinien die Zellproliferation zu blockieren, bis hin zur Apoptose (Zelltod).[2] Eine Studie von 2009 im *American Journal of the Medical Sciences* kam zu einer ähnlichen Schlussfolgerung – dass Digitalis das Zellwachstum hemmt und bei zahlreichen Krebszelllinien Apoptose induziert. »Es ist davon auszugehen«, heißt es in dem Artikel, »dass die Ergänzung der derzeitigen Krebstherapien durch Digitalisgaben die klinischen Ergebnisse verbessert«.[3] Und ein 2006 in der Zeitschrift *Breast Cancer Research and Treatment* veröffentlichter Artikel stellte fest: »Eine Reihe von Ergebnissen lassen vermuten, dass Ouabain und das verwandte Digitalis … eine starke Wirkung gegen Brustkrebs besitzen« und sprach von »einem neuen Paradigma für die Entwicklung von Medikamenten gegen Brustkrebs«.[4]

Thema dieser Forschungen ist das Phänomen, dass Herzglykoside, insbesondere Digitoxin und g-Strophanthin, in geeigneter Dosierung stark anregend auf die Natrium-Kalium-Pumpe wirken und so das gesunde Natrium-Kalium-Verhältnis an der Zellmembran wiederherstellen, was wiederum die Ladung und Funktionsfähigkeit der Zelle wiederherstellt. Genau das versuchte Gerson mit seiner Intensiv-Therapie zu erreichen.

Mit diesen Erkenntnissen gewappnet machte ich mich in den 90er-Jahren auf die Suche nach Präparaten aus Digitalis-Blättern oder Strophanthus-Samen, um meinen Krebspatienten zu helfen, aber diese Suche wurde durch einige Dinge erschwert. So war zum Beispiel aus der Literatur und der Geschichte klar, dass Digitalis-Präparate aus den Blättern der Digitalis-Pflanze besser wirkten und weniger toxisch waren als synthetisches Digoxin, das einzige damals erhältliche Digitalis-Medikament. Dasselbe galt für Strophanthus, der besser wirkte und sicherer war als isoliertes, chemisch hergestelltes g-Strophanthin. Anscheinend enthalten die Samen notwendige synergistische Bestandteile, ohne die g-Strophanthin unwirksam ist. Nach vielen falschen Anläufen fand ich schließlich einen Pflanzenspezialisten, der bereit war, Digitalis anzubauen oder zu sammeln und zu einer Tinktur zu verarbeiten. Diese ließ ich testen, um sicherzugehen, dass sie sowohl Digoxin als auch Digitoxin enthielt, und behandelte damit viele meiner Patienten mit Prostatakrebs, da bei dieser Krebsart die Einnahme von Digitalis-Präparaten die besten Ergebnisse zu erzielen schien.

Ich habe beobachtet, dass Digitalis-Extrakt definitiv hilfreich war, wenn es galt, Progression, Rezidive oder rasches Wachstum von Krebs zu verhindern. Die Patienten, die Digitalis-Extrakt einnahmen, berichteten durchgehend, dass sie sich besser fühlten und mehr Energie hatten und dass sich – selbst wenn der Krebs nicht verschwunden war – ihre Lebensqualität verbessert hatte. Jedoch beobachtete ich bei keinem von ihnen eine deutliche Verringerung der Tumorgröße oder ein starkes Sinken des prostataspezifischen Antigens (PSA), eines Prostatakrebsmarkers im Blut. Ich zog daraus den Schluss, dass eine hilfreiche Wirkung von Digitalis vorhanden, aber nicht sehr stark war.

Da Digitalis in zu hoher Dosis toxisch sein kann, begann ich bei allen Patienten mit einer niedrigen Dosis und sagte ihnen, sie müssten ihr Blut genau eine Woche nach der ersten Einnahme des Medikaments untersuchen lassen. In der medizinischen Praxis befolgt die Mehrzahl der Patienten die Anweisungen ziemlich gut, einzelne aber bekommen es anscheinend nie richtig hin.

Bei mindestens fünf Gelegenheiten wurde den Patienten Blut abgenommen, *bevor* sie mit der Einnahme des Extrakts begonnen hatten. Als ich sie nach Erhalt der Untersuchungsergebnisse anrief und ihnen mitteilte, dass ihre Blutwerte zu niedrig seien und sie die Dosis erhöhen sollten, erhielt ich die Antwort, sie hätten noch nicht mit der Einnahme der Tropfen begonnen, weil sie noch auf ihre Untersuchungsergebnisse gewartet hätten. Das Überraschende für mich war, dass die Blutwerte zwar tatsächlich niedrig waren, bei allen fünf aber trotzdem Digoxin und Digitoxin im Blut nachweisbar waren, obwohl sie nie im Leben einen Tropfen irgendeines Digitalis-Präparats eingenommen hatten. Wie war das möglich?

Tatsächlich handelt es sich bei Digoxin, Digitoxin und g-Strophanthin um natürlich vorkommende Substanzen, die in der Nebennierenrinde gebildet werden und anscheinend das Natrium-Kalium-Gleichgewicht in den Herzzellen regulieren. Die Digitalis- und Strophanthus-Pflanzen produzieren im Grunde genommen bioidentische Kopien dieser endogen gebildeten Hormone, die als Arzneimittel zur Verstärkung dieses Effekts eingesetzt werden können. In ähnlicher Weise werden manchen Menschen Schilddrüsenhormone verabreicht, wenn ihre Schilddrüse nicht genug davon bildet.

Auf meinem Weg durch die Welt der Herzglykoside stieß ich immer wieder auf solche Überraschungen. Ende der 90er-Jahre erhielt ich eine E-Mail von einem Brasilianer mit der Frage, ob meine Krebspatienten, die mit Digitalis-Extrakt behandelt wurden, seltener Herzinfarkte erlitten, als ich normalerweise erwartet hätte. Das schien mir eine seltsame Frage, vor allem, weil kein Grund zu der Annahme bestand, dass sie, nur weil sie an Prostatakrebs litten, auch herzkrank sein sollten. Damals war mir ein etwaiger Zusammenhang zwischen Digitalis und Herzinfarkten unbekannt. Die Untersuchung dieses Zusammenhangs führte unmittelbar zu meinen späteren Veröffentlichungen über die Ursachen von Herzinfarkt und ihre Verbindung mit Herzglykosiden, insbesondere Strophanthus.[5]

Bald nach dieser zufälligen E-Mail erfuhr ich von den Arbeiten von Dr. Gilbert Ling, der die Theorie der Natrium-Kalium-Pumpe kritisierte und argumentierte, das Verhältnis von Natrium und Kalium an der Zellwand sei in Wirklichkeit das Ergebnis der Konfiguration des strukturierten Wassers im intrazellulären Raum: Bei einer gesunden Konfiguration verleiht es dem Zytoplasma seine gelartige Konsistenz und Struktur. Er erklärte, dass diese Gelstruktur in verschiedenen Phasen oder Konfigurationen existieren kann und dass Veränderungen der Phase oder Konfiguration es der Zelle ermöglichen, unterschiedliche Aufgaben durchzuführen. Dies lässt sich am besten veranschaulichen, indem man sich eine Fensterjalousie vorstellt. In einer Konfiguration ist die Jalousie geschlossen und es gelangt nur wenig Licht in den Raum. Wenn man dann den Stab dreht, verändert sich die Konfiguration und Helligkeit flutet den Raum. Schon eine leichte Drehung wirkt sich auf sämtliche Lamellen aus, aus denen die Jalousie besteht.

In ähnlicher Weise können auch die Gele in unseren Zellen in verschiedenen Phasen oder Konfigurationen vorliegen. Kommen auch nur einige wenige Moleküle hinzu, so löst das eine fast augenblickliche Veränderung der Phase oder Konfiguration des gesamten intrazellulären Gels aus, die dann zu weiteren Veränderungen führt. Neue Proteine werden gebildet, neue DNA-Bestandteile exprimiert, Muskeln ziehen sich zusammen oder entspannen sich. Wie bei einer Jalousie muss nicht jedes einzelne Wassermolekül in der Zelle verändert werden; es reicht aus, den Steuerungsmechanismus in Gang zu setzen, der Rest folgt automatisch.

Ling erklärte weiterhin, es gebe nur einige ganz wenige »kardinale Absorbenten«, wie er die Substanzen nannte, derer sich die Zelle bedient, um die Phasenveränderungen auszulösen. Als eine dieser Substanzen identifizierte er das Herzglykosid Ouabain, über das ich schon ausführlich geschrieben habe, weil es in der Lage ist, die Herzfunktion zu verbessern, Herzinsuffizienz zu lindern sowie Herzinfarkte und Schlaganfälle zu verhindern. Als ich Lings Arbeiten las, wurden mir allmählich die Zusammenhänge klar. G-Strophanthin (Ouabain) hat keine Wirkung auf die Natrium-Kalium-Pumpe. Vielmehr ist es einer der Hauptkatalysatoren, wenn nicht der Hauptkatalysator für die Phasenveränderungen in unseren Zellen, besonders den Herzzellen. Sobald das g-Strophanthin gebunden ist, selbst in nahezu unendlich winzigen Mengen, kommt es zu Veränderungen in der Zelle, die bewirken, dass Natrium hinausgedrängt und Kalium konzentriert wird. Zudem versorgen sie die gesamte Zelle mit neuer Energie. Das g-Strophanthin, das in unseren Nebennieren gebildet und durch einen Pflanzenextrakt aus *Strophanthus gratus* unterstützt wird, ist, wie ich vermutet hatte, die Gerson-Diät in Pillen- oder Tropfenform.

Obwohl noch viel Arbeit nötig ist, bis wir verstehen, wie wir den Extrakt aus Strophanthus-Samen bei Krebspatienten einsetzen können, zeigen bereits mehrere Studien, wie nützlich er ist.[6] Dennoch ist das Problem seiner eher schwachen Wirkung ein deutlicher Hinweis darauf, dass die Stimulierung der Natrium-Kalium-Pumpe nicht alles ist. Es gibt weitere Bestandteile in diesem System, die wir erforschen und verstehen müssen.

Kapitel 7

Arzneien aus Pflanzen und Pilzen

In all meinen Vorträgen und Büchern, auch in diesem, geht es nicht nur um das jeweilige Thema, in diesem Fall Krebs, sondern auch um eine bestimmte Weltsicht. Ich kann zwar keinen Anspruch darauf erheben, dass meine Sicht der Welt in irgendeiner Weise besser ist als die »normale«, aber ich glaube doch, der ihr zugrunde liegende Ansatz, den ich vertrete, sollte eine Rolle spielen, wenn wir darüber sprechen, wie der Mensch komplexe Themen verstehen kann und zu verstehen versuchen sollte. Mein Ansatz, mit dem ich sicher nicht allein dastehe, ist eher synthetisch als analytisch, eher weit gefasst als reduktionistisch, und baut mehr auf die Fähigkeiten des Individuums als auf das Diktat einer Obrigkeit oder maßgeblichen Gruppe. Einige Beispiele mögen klarstellen, was ich damit meine.

In den Anfängen meiner Praxis pflegte ich mich regelmäßig mit einigen gleichaltrigen Kollegen aus der anthroposophischen Medizin zu treffen, um Fälle zu besprechen und Behandlungsstrategien für diverse Patienten und Krankheiten zu entwickeln. Wir verfolgten verschiedene medizinische Ansätze, bedingt durch die Unterschiede in Herkunft, Wissenshintergrund und Interessenlage, sodass unsere Zusammenarbeit auch dazu diente, uns mit verschiedenen Perspektiven bekanntzumachen. Einer meiner Kollegen interessierte sich dafür, wie er datengestützte

Informationen über seine Patienten als Hilfe bei der Therapieentscheidung einsetzen konnte. Unter anderem führte er zu diesem Zweck bei vielen seiner Patienten Mineralstoffanalysen von Blut, Haaren und Urin durch. Mit diesen Informationen und diversen Formeln berechnete er, mit welchen Mineralstoffergänzungen er seine Patienten behandeln musste, damit die zu niedrigen Werte stiegen und die zu hohen sanken. Er hoffte, dass sich mit der Normalisierung der Mineralstoffwerte im Laufe der Zeit das Befinden der Patienten verbessern würde.

Eines Tages, als er wieder einmal all seine Daten zusammengestellt hatte, zeigte er mir die Zahlen und die daraus von ihm erarbeitete Formel, mit der er diese Normalisierung erreichen wollte. Ich schaute sie mir an und sagte, sie käme mir bekannt vor. Dann ging ich und holte mein Glas *Celtic Sea Salt,* das einzige Salz, das ich seit Jahren beim Kochen verwende. *Celtic Sea Salt* ist eines der wenigen im Handel erhältlichen Salze, bei deren Herstellung man den Wasseranteil des Meerwassers langsam verdunsten lässt, sodass alle im Salz enthaltenen Mineralstoffe erhalten bleiben. Das steht in krassem Gegensatz zu dem normalen im Handel erhältlichen Tafelsalz, das in der Regel aus reinem Natriumchlorid (NaCl) besteht. Zu meiner Überraschung stellte ich fest, dass die komplizierte Formel, die mein Freund erarbeitet hatte, um die Mineralstoffwerte bei seinen Patienten wieder ins Gleichgewicht zu bringen, nahezu identisch mit der Zusammensetzung von *Celtic Sea Salt* war.

Ich kritisiere diesen eher analytischen Ansatz nicht per se, aber ich weise darauf hin, dass man in vielen Fällen auch ohne die analytischen, reduktionistischen Schritte zu den gleichen Schlussfolgerungen kommen kann. Anders ausgedrückt und wie schon in Kapitel 4 erwähnt, ist die Mineralstoffzusammensetzung des menschlichen Blutes identisch mit der des Meerwassers. Jeder Mensch sollte bei seinen Bestrebungen, seine Gesundheit zu erhalten oder zu verbessern, alle Arten von verarbeiteten oder unausgewogenen Salzen oder Mineralstoffpräparaten strikt meiden. Wenn Sie zum Beispiel an Calciummangel leiden und Calciumergänzungen einnehmen, wirkt sich das auf den Phosphorspiegel in Ihrem Blut aus (und der wiederum auf Ihre Gewebe und Zellen). Also supplementieren Sie dann als Nächstes mit Phosphor, was allerdings den Kieselsäurespiegel in Ihrem Blut beeinflusst, dieser wiederum Ihren Eisenspiegel und so weiter. Ich habe es mal mit diesem frustrierenden und nutzlosen Weg versucht, schließlich aber kapituliert und mir gesagt: »Was soll's, ich verwende jetzt einfach *Celtic Sea Salt,* und wahrscheinlich geht's mir dann gut.« Ich bezeichne diesen Weg manchmal als Komplexitätsmedizin, womit ich sagen will, dass der Mensch und das Leben selbst so komplex sind, dass sie sich unserem Verständnis entziehen. Angesichts dieser Komplexität versuche ich, einige grundlegende Wahrheiten herauszufinden, von denen wir uns leiten lassen können. Eine dieser Wahrheiten lautet, dass der Mensch alle Mineralstoffe, die es gibt, in etwa in der Zusammensetzung erhalten muss, wie sie in unserem Blut oder im Meer herrscht. Dafür gibt es gewichtige wissenschaftliche Gründe, und zwar solche, die deutlich werden, wenn man sich auf eine synthetische Denkweise einlässt und die großen Zusammenhänge ins Auge fasst.

In den 80er-Jahren kam ich mit den Arbeiten von Corentin Louis Kervran über biologische Transmutationen in Berührung.[1] Im naturwissenschaftlichen Unterricht lernen wir, dass die Elemente des periodischen Systems unantastbare Grundeinheiten sind. Man könnte auch sagen, Calcium bleibt immer Calcium; weder wird es neu gebildet, noch verwandelt es sich in Zink, Eisen oder irgendein anderes Element. Das ist ein axiomatisches Prinzip der Wissenschaft. Kervran wies nun darauf hin, dass man feststellen wird, wenn man ein geschlossenes System, wie beispielsweise ein Vogelei, in der Natur untersucht, die Elemente, aus denen ein frisch gelegtes Ei besteht, nicht die gleichen sind wie die eines frisch geschlüpften Kükens.

Eine Einheit wie das Ei eignet sich hervorragend für eine solche Untersuchung, denn es ist in keiner Weise möglich, ihm während des Reifungsprozesses irgendwelche zusätzlichen Elemente hinzuzufügen; es ist völlig in sich geschlossen, eine Interaktion mit der Außenwelt findet nicht statt. Das Merkwürdige an diesem Beispiel ist, dass zwar die wissenschaftliche Haltung dazu besagt, die sich vollziehende Veränderung sei unmöglich, aber zur gleichen Zeit ist auch klar, dass sich bei der Verwandlung eines Eidotters in ein Küken etwas ganz Elementares abgespielt hat. Daher kann es nicht überraschen, dass das Küken aus anderen Elementen besteht als das Eidotter (und als das Weiße des Eis oder Albumen).

Und der Prozess der Umwandlung des Ei-Inhaltes in ein Küken besteht nicht in einer bloßen Neuanordnung der Elemente; die Transformation geht viel tiefer. Diese Vorstellung, so würde ich behaupten, leuchtet zunächst jedem Menschen ein – bis man sie ihm wissenschaftlich »wegerklärt«.

Kervran ging sogar noch weiter und schilderte ganz detailliert die in der Natur geläufigen Arten von Veränderungen. So scheint es beispielsweise für lebende Systeme ein Leichtes zu sein, Kieselerde in Calcium umzuwandeln. Das erklärt, warum Legehennen so scharf auf Kieselerdesplitter sind, den sogenannten Glimmer. Der enthält zwar kein Calcium, aber Bauern wissen, dass die Eier davon dicke, gesunde Schalen bekommen. Für die Wissenschaft ergibt das keinen Sinn. Für jemanden, der das Phänomen ohne Voreingenommenheit für sich sprechen lässt, ist die Transformation ganz einfach zu verstehen.

Werden sie mit solchen Beispielen konfrontiert, so sagen die meisten Wissenschaftler, die für derartige Transmutationen erforderliche Energie müsse stärker sein, als der stärkste Atomreaktor sie zu liefern vermöge. Nun erzeugen Atomreaktoren zwar tatsächlich die Energie, die einige dieser Mineralstoffumwandlungen bewirken können, aber in einem winzigen Küken oder Ei kann eine solche Energie unmöglich vorhanden sein. Stimmt; aber trotzdem ist es eine Tatsache, dass es sie gibt, und diese ist auch nicht zu leugnen. Das kann nur bedeuten, dass die Lebensenergie jedes lebenden Wesens in der Tat stärker ist als jeder Atomreaktor, der jemals erfunden wurde. (Und wenn ich *stark* sage, spreche ich nicht von Zerstörungskraft – ich meine Schöpferkraft. Wir wissen zwar, wie man Energiesysteme und -maschinen baut, die der Zerstörung dienen, haben aber leider nicht die geringste Ahnung, wie man Systeme erschafft, die Leben erhalten und fördern.)

Worauf ich hinauswill, ist: Es gibt mindestens zwei wichtige Arten der Erkenntnis. Die erste ist die analytische, reduktionistische, mechanistische Methode der Wissenschaft. Die zweite ist ein eher synthetischer, intuitiver, beobachtender Ansatz. Wir brauchen nicht nur alle beide, der zweite Ansatz ist auch tatsächlich effektiver, wenn es darum geht, mit lebenden Systemen zu arbeiten, und besonders, wenn es ums Heilen geht. Wenn die beiden, wie so oft heutzutage, miteinander in Konflikt geraten, sollten wir in aller Regel unserer Beobachtung und unseren Instinkten vertrauen.

Die Diskrepanz zwischen dem, was uns gesagt wird – und besonders dem, was wir denken sollen – sowie den Tatsachen, die wir in unserem eigenen Leben beobachten, wird immer größer. Wir müssen lernen, nicht länger den Experten zu vertrauen, besonders wenn ihre Schlussfolgerungen im Widerspruch zu unserer eigenen Erfahrung stehen. Dieses Phänomen sehen wir in der Krebsmedizin immer wieder. Nicht selten berichten uns Menschen, einer ihnen nahestehenden Person sei es gut gegangen, bis er oder sie zu einer konventionellen Krebsbehandlung überredet wurde, und diese Person sei dann kurz darauf gestorben. Glauben Sie an das, was Sie mit eigenen Augen sehen, und vertrauen Sie darauf, dass Ihnen Ihr Herz den richtigen Weg weisen wird.

Nach dieser Einleitung wollen wir uns einigen Arzneimitteln aus Pflanzen und Pilzen zuwenden, die in der Vergangenheit zur Behandlung von Krebs eingesetzt wurden – ein Fachgebiet, auf dem ich seit über 30 Jahren tätig bin und etliche Hundert Patienten behandelt habe. In diesem Teil geht es um die Pflanzen und Pilze, die ich (wie zahlreiche andere) seit vielen Jahren am häufigsten verwende, um Krebspatienten zu helfen. Die meisten Abhandlungen über Krebs und Arzneien aus Pflanzen und Pilzen gehen davon aus, dass die Ursachen von Krebs in der Regel im Zellkern/in der DNA liegen, und versuchen dann, die Gründe für die positive Wirkung dieser Pflanzen und Pilze aus dieser Perspektive zu verstehen. Mit anderen Worten, sie folgen bei der Untersuchung dieser Arzneimittel einem reduktionistischen, chemischen, wissenschaftsbasierten Ansatz. Wie ich gerade gesagt habe, ist mein Ansatz ein anderer. Mein Ausgangspunkt ist immer eine Gesamtschau, bei der ich mit einer umfassenden Perspektive hinsichtlich einer Erklärung der Krankheit beginne. Von diesem Standpunkt aus untersuche ich das Leben der Pflanze, um zu erkennen, wie diese beiden interagieren. Ich bin nicht gegen den reduktionistischen Ansatz als Ergänzung zu unserem Verständnis von Krankheit, aber wenn man ihn als Ausgangspunkt nimmt, kommt man in vielen Fällen in eine Situation, in der man den Wald vor lauter Bäumen nicht mehr sieht. Wir gehen immer von der Frage aus: Was hat die Pflanze oder der Pilz dem Menschen zu sagen? Schließlich ist das die Frage, die überhaupt erst dazu führte, dass Menschen Pflanzen und Pilze als Heilmittel entdeckten.

Chagapilz

Um mit diesem makroskopischen Ansatz zum Verständnis von Heilpflanzen und Heilpilzen zu arbeiten, muss man in erster Linie die historische Signaturenlehre kennen. Diese geht davon aus, dass man die therapeutische Funktion einer Pflanze oder eines Pilzes bestimmen kann, indem man ihre Merkmale mit der betreffenden Krankheit vergleicht. Krebs, gleich welcher Ursache, erscheint als Wucherung am oder im Körper des Betroffenen. Er stellt sich als unregelmäßiges, chaotisches, ungeordnetes Gewächs dar, das meist dichter und mineralähnlicher erscheint als das umgebende Gewebe. Manche Krebstumore – insbesondere der tödliche Hautkrebs, das maligne Melanom – bestehen aus schwarzen Massen ungeordneter Zellen. Diese Merkmale des Melanoms sind kennzeichnend für die normale Wuchsform des schiefen Schillerporlings (*Inonotus obliquus*), der auch Chagapilz genannt wird.

Bei meiner Beschreibung verschiedener Heilpflanzen oder Heilpilze gegen Krebs wird das Thema des parasitären Wachstums häufig auftauchen; es ist die Wuchsform der meisten soliden Tumore. Der Chagapilz, der seit Jahrtausenden in Sibirien und anderen nördlichen Regionen als Heilmittel gegen Krebs eingesetzt wird, wächst als schwarze, chaotische, dichte Masse von häufig fast steinähnlichem Aussehen. Er gedeiht fast ausschließlich auf den Birken nördlicher Wälder. Der Chagapilz ernährt sich, indem er den Saft des Baumes »aussaugt«, ganz ähnlich wie Krebs sich seine Nahrung aus dem Blut des Patienten »stiehlt«. Allerdings führt der Chagapilz, anders als Krebs, nicht zum Tod des Baumes, sondern baut im Laufe der Zeit eine stabile und sogar harmonische Beziehung zu ihm auf – diese Beziehung ist wichtig, wenn man sein therapeutisches Potenzial verstehen will. Manche, die sich eingehender mit dem Chagapilz befasst haben, sind der Meinung, dass die Birken, die einem Chagapilz als Wirt dienen, möglicherweise gegenüber den anderen, auf denen keine Chagapilze leben, von Natur aus im Vorteil sind. Mit anderen Worten, man könnte sagen, dass der Chagapilz uns den Weg zur Heilung durch ein Miteinanderexistieren aufzeigt, und das sogar mit einem vielleicht tödlichen Parasiten. Die Lehre hieraus ist: Bedenke, wen oder was du tötest. Diese Lehre ist uns ja auf schmerzliche Weise im Zusammenhang mit Antibiotika bewusst geworden, die unsere nützliche Darmflora abtöten in dem fehlgeleiteten Bestreben, unseren Körper von Infektionen zu befreien.

Das erste Mal hörte ich als Teenager vom Einsatz des Chagapilzes gegen Krebs. Ich las mit Begeisterung russische Kriegsromane, und Alexander Solschenizyns angeblich autobiographischer Roman *Krebsstation* beschreibt die Schrecken einer sibirischen Krebsstation für politische Gefangene. Als der Protagonist an einem tödlichen Krebs (vermutlich einem Melanom) erkrankt, flüchtet er lieber in den Wald, als sich den Schrecken der »Behandlung« auf der Krebsstation zu unterziehen. Im Wald gibt man ihm einen Tee aus einem Pilz, der auf Birken wächst (das kann nur der Chagapilz gewesen sein), was ihn von seinem Krebs heilt und schließlich zu seiner Flucht aus dem Gulag führt. An diese dramatische Schilderung der Heilkräfte des Chagapilzes erinnerte ich mich, als ich Jahre später las, dass Rudolf Steiner der Meinung war, den Birken sei eine starke Affinität zu Hautkrankheiten einschließlich Hautkrebs zuzuschreiben. Da ich wusste, wie bemerkenswert ähnlich in Wuchsform und Aussehen sich Chagapilze und Melanome sind, zog ich die medizinische Literatur zurate und fand heraus, dass Birken ein Protein namens Betulin bilden, das eine Schutzwirkung gegen viele Arten von Krebszellen besitzt, ganz besonders gegen Melanome.[2] Es überraschte mich nicht zu erfahren, dass der Chagapilz dieses Betulin aus dem Saft der Birke gewinnt und in seinem Fruchtkörper speichert, dem Teil, der für die Zubereitung von Chaga-Tee verwendet wird.[3] Der Chagapilz ist ein spektakulärer

Fall, bei dem der synthetische Ansatz zum Verständnis einer Pflanze oder eines Pilzes als Arznei mit einem reduktionistischen Ansatz völlig übereinstimmt.

Wie Goethe lehrte, müssen wir lernen, im Buch der Natur zu lesen, und auf diese Weise wird die Pflanze oder der Pilz jedem Wege zur Heilung aufzeigen, der dafür offen genug ist. Wir müssen das Gesamtbild sehen, das, was die Pflanze der Welt sagen will. Sie sagt uns etwas über ihren Platz in der Natur und ihre Beziehung zum Menschen. Die Grundaussage des Chagapilzes ist: »Ich bin der Weg zu neuem Gleichgewicht und Harmonie, wenn schwarze Wucherungen aus deiner Haut hervorwachsen und drohen, dein Leben zu vernichten. Ich kann dir helfen, zu dieser harmonischen Beziehung zurückzukehren, die ich selbst zu meinen Freunden, den Birken, gefunden habe.« Danach kann man die reduktionistische Wissenschaft einsetzen, um ihre Deutung zu bestätigen. Beim Chagapilz stehen die beiden Ansätze vollkommen miteinander im Einklang.

Als Nächstes verabreicht man die Arznei und beobachtet, was geschieht. So hatte ich beispielsweise eine Patientin, deren Melanom einen gefährlichen Verlauf zu nehmen drohte. Sie nahm Chagapilz sowohl in Form von Tee als auch als Extrakt auf Alkoholbasis ein, wobei in den verschiedenen Zubereitungen jeweils unterschiedliche chemische Substanzen und Elemente aus dem Pilz konzentriert sind. Meine Patientin war Mitte 60, als bei ihr ein malignes Melanom rezidivierte, das ursprünglich 3 Jahre zuvor entdeckt und operativ entfernt worden war. Bei Melanomen ist ein Rezidiv häufig ein schlechtes Zeichen und lässt einen ungünstigen Verlauf erwarten. Da es für Melanompatienten nur wenige wirksame schulmedizinische Therapien gibt, kam sie zu mir, um sich alternativmedizinisch behandeln zu lassen. Jetzt, 5 Jahre später, ist sie zur Überraschung ihres konventionellen Onkologen und eines Melanomspezialisten frei von dieser Krankheit und sagt, sie sei heute gesünder als vor 5 Jahren. Das einzige Problem in diesen 5 Jahren war ein kleiner Punkt, der bei einem Hirnscan entdeckt und durch die Behandlung mit Silber-Akupunkturnadeln rasch aufgelöst wurde. Ansonsten bestand ihre Therapie hauptsächlich in einer Ernährungsumstellung, wie ich sie in Kapitel 12 beschreibe, ein paar Jahren Misteltherapie sowie viel Chaga-Tee und Chaga-Tinktur.

Das ist nur einer von vielen Fällen, und die Einnahme von Chagapilz ist nur eine der Veränderungen, die die Patientin in ihrem Leben umgesetzt hat. Aber im Laufe der Jahre war es anscheinend vielen meiner Melanompatienten entgegen aller Wahrscheinlichkeit vergönnt, ein langes und gesundes Leben zu führen, indem sie sich einfach auf eine gesunde Ernährungsweise und die Einnahme von Chagapilz umgestellt haben. (Meines Erachtens ist der Chagapilz fast als spezielle Melanomtherapie zu betrachten.) Und bei jedem guten Verlauf, den ich je bei Melanomen beobachtet habe, und vielen der guten Verläufe bei anderen Krebsarten lautet die Antwort der Patienten Jahre später generell: »Ich habe mich an die Diät gehalten.« Oder: »Ich habe keine einzige Mistelinjektion ausgelassen.« Oder »Ich habe jeden Tag Chaga-Tee getrunken oder Chaga-Tropfen eingenommen.« Ich sage nicht, dass diese Fälle den Beweis für die Wirksamkeit des Chagapilzes liefern. Aber können wir uns angesichts der Milliarden von Dollar und der 50 Jahre Forschungsbemühungen, mit denen wenig bis gar keine Fortschritte erzielt wurden, nicht darauf einigen, dass es an der Zeit ist, diesen neuen Ansatz wenigstens zu untersuchen, sowohl hinsichtlich unseres Krankheitsbegriffs als auch der Medikamente, mit denen wir arbeiten? Der Chagapilz darf in dieser Diskussion nicht fehlen.

Kletten

Eine wichtige Pflanze bei der Suche nach einer Erklärung für die Entstehung von Krebs und bei seiner Behandlung ist die bescheidene Klette, auch *Arctium lappa* genannt. Ich bin ein Mitbegründer unseres Familienunternehmens für Gemüse- und Gewürzpulver, Dr. Cowan's Garden, und bin auch der Chefgärtner. Es ist wichtig für mich, das Wesen jeder Pflanze in unserem Garten genau zu kennen, denn er liegt in Napa auf einem Bioweingut in einem der besten Weinbaugebiete. Besonders vorsichtig sind wir bei der Einführung invasiver Arten. Aus diesem Grund werde ich in unserem Garten auch nie Kletten anpflanzen, obwohl ich sie sehr gern esse und wir auch Klettenpulver aus biologischem Anbau in unserem Sortiment haben. Umso dankbarer bin ich, dass es Menschen mit gesunden Bioklettengärten gibt, von denen wir unser Produkt beziehen können, denn diese ansonsten unauffällige, ja unscheinbare Pflanze besitzt eine bemerkenswerte Eigenschaft: Sie dringt überall ein und überwuchert alles, was ihr in die Quere kommt. Jeder, der sich manchmal im Wald aufhält, weiß, dass die Klettenpflanze Früchte ausbildet, mit deren Fähigkeit, sich an allem festzuhaken und hängenzubleiben, mit dem sie in Berührung kommen, kein kommerzieller Klettverschluss mithalten kann. Klettenfrüchte bleiben an Ihrer Kleidung hängen, an Ihrer Haut und im Fell Ihres Hundes. Und wenn Sie erst einmal eine dieser Pflanzen in Ihrem Garten oder auf Ihrem Grundstück haben, werden Sie sie nie wieder los, so sehr Sie es auch versuchen. Sie vermehrt sich über die Samen in den Klettenfrüchten, die Tiere bis an die entlegensten Stellen Ihres Grundstücks tragen. Hartnäckigkeit und Invasivität sind der Inbegriff der Eigenschaften der Klettenpflanze.

Ist es also verwunderlich, dass im Kampf gegen den Krebs, einer Krankheit, deren Bedrohlichkeit in ihrer Hartnäckigkeit,

Invasivität und praktischen Unausrottbarkeit liegt, die bescheidene Klettenwurzel eines der wichtigsten Ingredienzen in allen berühmten pflanzlichen Heilmitteln auf fast allen Kontinenten ist? Die Pflanzen scheinen uns stets ein Mosaik der verschiedenen Eigenschaften der Krankheit zu zeigen, gegen die sie jeweils helfen können. Krebs ist die hartnäckigste, aggressivste Krankheit, mit der die Menschheit je konfrontiert sein wird. Hat sie sich einmal bei einem Menschen festgesetzt, so lässt sie sich nur durch einen sehr zähen Kampf vertreiben. Diese Hartnäckigkeit charakterisiert auch die Klette. Ein derartiges synthetisches Denken hilft uns nicht nur, die Krankheit zu verstehen, es zeigt uns auch den Weg zur Heilung auf, dem wir folgen sollen.

Es lohnt sich, unser synthetisches Verständnis der Klettenpflanze mit der reduktionistischen Methode zu überprüfen. Zahlreiche Studien bestätigen das therapeutische Potenzial der Klettenwurzel für Krebspatienten, denn sie enthält eine Lignanverbindung namens Arctigenin. Eine jüngere Studie bestätigt, dass das therapeutische Potenzial der Klettenwurzel auf ihrer Fähigkeit beruht, den Tumoren die Glukose zu entziehen, die ihnen die nötige Energie für ihr Wachstum liefert.[4] Eine weitere Studie zeigt die kumulierende Wirkung von grünem Tee, Kurkumin und Klettenwurzel auf Brustkrebszellen.[5] Und schließlich werden in einer Übersichtsarbeit aus dem Jahr 2018 Studien aus mehreren Jahrzehnten zusammengefasst, die das therapeutische Potenzial der Klettenwurzel bei einer Reihe verschiedener Krebsarten zeigen, darunter Magen-, Lungen-, Leber- und Darmkrebs, das auf das darin enthaltene Arctigenin zurückzuführen ist.[6] Eine Veränderung unserer Denkweise erschließt uns Wege zur Heilung, ohne die wir in einem ausweglosen Wirrwarr von Einzelheiten und therapeutischen Misserfolgen gefangen bleiben würden.

Kurkuma

Die meisten Menschen haben mittlerweile schon einmal davon gehört, dass die Kurkumawurzel (*Curcuma longa*) respektive der darin enthaltene Wirkstoff, das Polyphenol namens Kurkumin, therapeutisches Potenzial bei der Behandlung verschiedener Krankheiten besitzt. Es gibt Fallschilderungen, Berichte und Studien, die zeigen, dass man Arthritis, neurodegenerative Erkrankungen wie Alzheimer und chronische Entzündungszustände mit Kurkuma/Kurkumin wirksam behandeln kann. Bei der letzten Zählung waren auf *PubMed* 4660 Quellen zu Kurkumin und Krebs aufgeführt. Zwar bestätigen nicht alle Studien dramatisch positive Wirkungen, aber es besteht mittlerweile kein Zweifel mehr daran, dass Kurkuma/Kurkumin ein wirksames Heilmittel gegen viele Krankheiten ist, und zu diesen Krankheiten zählt auch Krebs. Jetzt wird eine Strategie gesucht, um die Wirksamkeit und Bioverfügbarkeit von Kurkuma/Kurkumin für die Patienten zu optimieren.

Zum ersten Mal stieß ich Anfang der 80er-Jahre auf Kurkuma/Kurkumin als Arznei. Beim Studium der anthroposophischen Medizin hörte ich von einer Gruppe von Arzneimitteln, den sogenannten Doronen. Es waren Rezepturen, die Rudolf Steiner direkt an die Arbeitsgruppe von Ärzten weitergab, die er ausbildete. Jedes Doron hatte einen spezifischen Bezug zu einem bestimmten Organ, einer bestimmten Funktion oder Krankheit, und das Wort *doron* ließ sich augenscheinlich grob als »Geschenk an« übersetzen. So war *Cardiodoron* beispielsweise das Geschenk an das Herz, *Renodoron* das Geschenk an die Niere und so weiter. Steiner machte nicht nur detaillierte Angaben zur Zusammensetzung der Dorone, er gab auch genaue Anweisungen zum Herstellungsprozess. Die pharmazeutische Zubereitung war von Fall zu Fall unterschiedlich und basierte auf einem Prinzip, das für das betreffende Organ von Bedeutung war. So wurde beispielsweise Cardiodoron unter bestimmten Temperaturbedingungen hergestellt, die auf Steiners Vorstellung von der Verbindung zwischen Herz und Wärme beruhten. Eines der wichtigsten Dorone war Choleodoron, oder Geschenk an die Galle (oder Gallenblase). Choleodoron besteht aus den Wurzeln zweier in der traditionellen und Pflanzenmedizin wohlbekannter Pflanzen: Kurkuma und Großes Schöllkraut. Interessanterweise werden diese beiden Pflanzenheilmittel derzeit auf ihre Wirkung gegen Krebs untersucht.

Gallenblase und Gallengänge zusammen bilden das Ausleitungsorgan, durch das die Gallenflüssigkeit aus der Leber in den Dünndarm fließt. Am anschaulichsten lässt sich das mit folgender Analogie beschreiben: Hauptaufgabe der Leber ist es, den Müll (die Abfallprodukte) aus dem Körper so zusammenzupacken, dass die Gallenflüssigkeit sie an die Straße bringen kann. Mithilfe verschiedener Enzyme und Konjugationswege werden die Abfallprodukte in der Leber durch enzymatische Umwandlung verflüssigt und die nun gelösten Giftstoffe von der Gallenflüssigkeit aufgenommen. Diese fließt dann von der Leber in den Zwölffingerdarm, wo die gelösten Giftstoffe mit dem Stuhl vermischt und aus dem Körper ausgeschieden werden können.

Wenn bei einem dieser Schritte, manchmal auch als Phase 1 und Phase 2 der Entgiftung über die Leber bezeichnet, Störungen auftreten, so kann es zu Erkrankungen kommen. Sind die Leberenzyme wirkungslos, schwach, nicht vorhanden oder in irgendeiner Weise in ihrer Funktion beeinträchtigt, so ist der Betreffende nicht in der Lage, die vielen Giftstoffe, denen der Mensch ausgesetzt ist, in ihre lösliche Form umzuwandeln. Ohne diese Umwandlung ist die Ausscheidung der Giftstoffe erschwert, was zu zahlreichen Problemen führt. Oder aber die Leber arbeitet richtig, bloß der Gallenfluss ist schwach; dann können sich im Körper zu viele lösliche Giftstoffe ansammeln, ganz ähnlich wie Müll im

Haus, wenn ihn niemand hinausträgt. Auch in diesem Fall können schwere Krankheiten die Folge sein.

Seit Bestehen der Pflanzenmedizin gibt es pflanzliche Heilmittel, die wegen ihrer choleretischen (den Gallenfluss anregenden) Wirkung eingesetzt wurden. Fast alle dieser Pflanzen enthalten, nicht zufällig, in ihren Wurzeln einen bitteren, gelben »Saft«. Drei der bekanntesten Beispiele sind Kurkuma, das Große Schöllkraut und eine als Mittel gegen Infektionen wohlbekannte Pflanze – die Gelbwurz. Man könnte sagen, die Signatur sämtlicher choleretischen Pflanzen ist die Konzentration von gallenähnlichen, bitteren, gelben Substanzen in der Wurzel. Wenn man sie einnimmt, regen diese bitteren Substanzen den Gallenfluss an, eine Wirkung, die der Beendigung der Müllarbeiterstreiks ähnelt, die so oft Großstädte wie New York beinahe lahmgelegt haben. Die Gallenflüssigkeit kann fließen, der Körper kann sich von Giftstoffen befreien, und die Leber kann wieder ungehindert ihre Arbeit tun. Ohne einen starken Gallenfluss werden unsere Körperflüssigkeiten zu einer giftigen Suppe, und wir zunächst anfällig für Infektionen (es ist bekannt, dass ein stagnierender Gallenfluss häufig das Wachstum von Krankheitskeimen begünstigt) und späterhin für den toxischen Zustand, den wir als Krebs bezeichnen. Das ist der Grund, warum Kaffeeeinläufe und viele andere Entgiftungsmaßnahmen zu jeder ganzheitlichen Krebsbehandlung gehören. Kaffee in Form eines Einlaufs weitet sofort den Hauptgallengang, und das ist unbestreitbar die wirkungsvollste, direkteste Methode, um den Gallenfluss zu verbessern. Meiner Meinung nach liegt hier der Hauptgrund, warum Kurkuma/Kurkumin ein besonders starkes Mittel gegen Krebs ist. Ich bestreite nicht, dass Kurkumin sich unmittelbar auf das Wachstum und die Eigenschaften von Krebszellen auswirkt. Damit Kurkuma jedoch den ihm gebührenden Platz als Krebsheilmittel einnehmen kann, sollten wir die Pflanze selbst nicht aus den Augen verlieren, die uns laut und deutlich signalisiert: »Ich bin eine Pflanze, die mit ihrer gelben Bitterkeit den Gallenfluss und deine Fähigkeit anregt, dich dauerhaft von unerwünschtem Abfall zu befreien.«

Es gibt interessante Hinweise darauf, dass pflanzliche Heilmittel in der Vergangenheit wirksamer waren als heute. Das könnte zahlreiche Ursachen haben, aber drei Möglichkeiten halte ich für besonders relevant. Als Erstes wurde mir bei der Lektüre über traditionelle Medizin oder die Lebensweise traditioneller Völker sowie durch die beiden Jahre, die ich im ländlichen, traditionellen Afrika verbrachte, deutlich, dass Heilpflanzen im Leben traditioneller Völker einen ganz anderen Stellenwert besaßen als bei modernen Amerikanern. Die Menschen in den ländlichen Gebieten Indiens konsumierten meist zwischen 2 und 6 Esslöffeln Kurkuma täglich, immer in Ghee aufgelöst und mit schwarzem Pfeffer vermischt. Moderne Forschungen haben gezeigt, dass man Kurkumin zusammen mit Fett zu sich nehmen muss, damit der Körper es absorbieren kann, und dass Kurkuma besser aufgenommen wird, wenn man es mit Pfeffer vermischt. Es macht einen großen Unterschied, ob Kurkuma ein Teil der täglichen Nahrung ist oder ob man es in Pillenform zu sich nimmt, so ausgeklügelt deren pharmazeutische Wirkungsweise auch sein mag. Ich bestreite nicht, dass Kurkumin in der richtigen Form ein wirksames und vielleicht auch sichereres »Chemotherapeutikum« ist als die, die wir derzeit einsetzen. Aber ich denke, wir sollten die Tatsache nicht außer Acht lassen, dass der wichtigste therapeutische Effekt von Kurkuma die Anregung des Gallenflusses ist und dieser nur zustande kommen kann, wenn man Kurkuma mit der Nahrung zu sich nimmt, sodass man seinen Geschmack tatsächlich wahrnehmen kann.

Der zweite Grund, warum pflanzliche Heilmittel heute weniger wirksam sind, ist die Unausgewogenheit unserer Darmflora. Die Heilpflanzen, die wir zu uns nehmen, müssen von unseren Darmbakterien in sekundäre Metaboliten umgewandelt werden, damit der Körper sie verwerten kann. Wenn unsere Darmflora nicht die richtige Zusammensetzung hat, wie das bei praktisch allen modernen Menschen der Fall ist, findet diese Umwandlung nicht statt. Das ist der Grund, warum wir bei der Verwendung pflanzlicher Heilmittel auch immer eine Darmsanierung durchführen sollten.

Und schließlich sind viele Heilpflanzen unwirksam, weil die Menschen zum einen entweder die falschen Arten oder die Pflanze an ungeeigneten Orten anbauen, sodass sie die aktiven Wirkstoffe nicht in der richtigen Konzentration bilden kann, oder weil zum anderen die Anbaumethoden als solche ungesunde oder sogar giftige Pflanzen hervorbringen. Keine wirksame Heilpflanze gegen Krebs oder irgendeine andere Krankheit wurde je auf einem Boden angebaut, der mit Glyphosat (Roundup) behandelt wurde, denn Glyphosat hemmt die Bildung der sekundären Metaboliten in den Pflanzen, die eine aktive Rolle bei der Prophylaxe von Krankheiten spielen. Wenn wir die Therapie optimieren wollen, und das ist in der Krebsbehandlung immer der Fall, müssen wir uns die besten Pflanzen beschaffen, angebaut auf traditionelle Weise an den Standorten, an denen sie am besten gedeihen. Wir brauchen Kardamom aus dem Nebelwald von Guatemala, Muskat von den Sansibar-Inseln vor der Küste von Tansania und Kurkuma aus Biobetrieben entweder in Indien oder auf Hawaii. Den Unterschied kann man schmecken, riechen und spüren. Nur Pflanzen, die an ihrem heimischen Standort wachsen, können ihr wahres Potenzial entwickeln. Wenn Sie mit schweren Krankheiten zu kämpfen haben, ist es ganz entscheidend, dass Sie Pflanzen zu sich zu nehmen, die ihr volles Potenzial entfalten. Nur dann werden Pflanzen zu wahren Heilern. Weiter unten in Kapitel 12 gebe ich Anregungen, wie Sie den Einsatz von Kurkuma in Ihrem eigenen Heilungsprogramm umsetzen können.

Ashitaba

Ashitaba, auch unter dem Namen *Angelica keiskei* bekannt, ist eine Pflanze, die ich noch nicht lange kenne. Sie ist das einzige essbare Mitglied der Pflanzenfamilie *Angelica,* deren berühmtester Vertreter die *Angelica archangelica* ist. Diese Pflanze mit dem verheißungsvollen Namen, der so viel bedeutet wie »Gabe der Erzengel an die Engel«, wurde angeblich im europäischen Mittelalter an jedem Türeingang befestigt, denn sie galt als das einzige wirksame Mittel, um die Pest abzuwehren. Ashitaba ist in den Ländern rund um den Pazifischen Ozean beheimatet; es wird überwiegend auf fruchtbaren Vulkanböden in Japan, den Philippinen und Indonesien angebaut und in diesen Ländern genutzt. Ashitaba besitzt einige bemerkenswerte Eigenschaften, die eine genauere Untersuchung wert sind.

Zunächst einmal ist Ashitaba eines der nahrhaftesten Gemüse, das es gibt. Mit mehr Nährstoffen pro Gramm als Supergemüse wie Grünkohl und reich an löslichen Vitaminen und Mineralstoffen ist Ashitaba ein lohnender Bestandteil Ihrer Ernährung; es ist eine Quelle für Vitamine, Mineralstoffe und sekundäre Pflanzenstoffe. Die wahre Magie der Ashitaba-Pflanze sitzt jedoch in dem klebrigen gelben Saft, der aus dem angeschnittenen Stängel quillt. Einer der Hauptgründe für meine Familie, Dr. Cowan's Garden zu gründen, war der Wunsch, Ashitaba amerikanischen Verbrauchern zugänglich zu machen. Im Internet gibt es ein paar Ashitaba-Tees oder -Pulver, aber keines davon stammt aus echtem biologischem Anbau, und keines von ihnen schmeckt, riecht oder fühlt sich an wie echtes Ashitaba. Als Chefgärtner musste ich lernen, wie wir in unserem Garten in Napa so viel Ashitaba-Planzen anbauen konnten, dass wir die wachsende Nachfrage zu decken vermochten. Und das, obwohl mir ein asiatischer Produzent versichert hatte, dass es uns nie gelingen würde, Ashitaba in Kalifornien zum Wachsen zu bringen.

Während meines 3 Jahre dauernden Kampfes mit Ashitaba habe ich viel über die Pflanze und die Gründe dafür gelernt, dass es in der Krebstherapie möglicherweise eine wichtige Rolle spielen wird. Zunächst einmal besitzt Ashitaba eine starke Lebens- und Wuchskraft, was vielleicht der Grund dafür ist, dass es im Volksmund als *Blatt von morgen* bezeichnet wird. Der Name rührt daher, dass sich, wenn man heute ein Blatt abschneidet, bereits morgen an derselben Stelle ein neues gebildet hat. Diese starke Wuchskraft, die, wenn man sie nicht unter Kontrolle bringt, dem unkontrollierten Wachstum ähnelt, das wir als Krebs bezeichnen, wird anscheinend von einer Art natürlicher Chemosubstanz im Stängel der Pflanze gebremst, dem Chalkon. Chalkone gehören zur Familie der aromatischen Ketone, fettigen Substanzen, die mit den Ketonkörpern assoziiert sind, von denen in Kapitel 8 über die ketogene Diät die Rede sein wird. Diese Chalkone sind hochwirksame Antioxidantien und werden derzeit intensiv auf ihre Fähigkeit untersucht, das Wachstum verschiedener Krebsarten aufzuhalten. In einem Auszug aus einem Übersichtsartikel über das Potenzial der Ashitaba-Chalkone in der Onkologie heißt es: »Auf der Grundlage der bisherigen Studien sind Chalkone als ausgeprägt multifunktional zu betrachten und zielen auf praktisch alle Aktivitäten der Krebszelle, unter anderem Wachstum, Proliferation, Invasion und Metastasierung.«[7]

Anders formuliert: Die Chalkone der Ashitaba-Pflanze setzen an vielen Aspekten der Krebszellen an – ihrer Fähigkeit zu wachsen, sich zu vermehren, sich auszubreiten und in andere Gewebe einzudringen. Genauso wie vor einigen Jahren, als entdeckt wurde, dass Eiben chemische Substanzen, die sogenannten Taxane, enthalten, die das Krebswachstum unterbinden können, ist eine der nächsten großen Entdeckungen vielleicht das Potenzial der Ashitaba-Chalkone. Ich habe die Theorie, dass wir erfolgreicher und sicherer arbeiten würden, wenn wir uns nicht ausschließlich auf eine einzige von der Pflanze gebildete Substanz konzentrieren, sondern mit der Pflanze als Ganzes arbeiten würden.

Der Anbau von Ashitaba erfordert große Sorgfalt. Wie ich herausfand schwächt schon der geringste Fehler – zu viel Wärme, zu wenig Wasser, Ungezieferbefall, was auch immer – die Ashitaba-Pflanze, sodass sie nur wenig oder zu dünnen Saft bildet. Hin und wieder haben wir genug richtig gemacht und wurden mit hocharomatischem, dickem, klebrigem Saft belohnt, der hohe Mengen von Ashitaba-Chalkonen enthielt. Eine derart gesunde Pflanze hat Heilpotenzial, ein Potenzial, zu dessen Erschließung großes Wissen und Geduld erforderlich sein werden. In Anhang A informiere ich darüber, wo man Ashitaba-Pulver und Chalkone beziehen und wie man sie nutzen kann.

Mistel

Unsere letzte Pflanze ist die unbestrittene Königin unter den naturmedizinischen Krebsheilmitteln: die Mistel. Kein anderes Naturheilmittel kann auf eine so lange Anwendung (über 100 Jahre), klinische Erprobung und Grundlagenforschung zurückblicken. Klinische Anwendung und Forschung zeigen eindeutig, dass der Einsatz der Mistel bei Krebs ein sicheres Verfahren ist,[8] die Lebensqualität von Krebspatienten in klinischen Versuchen länger aufrechterhält,[9] eine erfolgreiche Therapie bei Pleuraergüssen durch Lungenkrebs darstellt,[10] die Überlebensdauer bei Patienten mit Lungenkrebs im Stadium IV[11] ebenso wie die bei Patienten mit Bauchspeicheldrüsenkrebs im Stadium IV[12] verbessert. Zudem kann in manchen Fällen der Einsatz der Mistel zur Remission führen. Beispiele sind eine Remission bei einem Patienten mit Non-Hodgkin-Lymphom (NHL)[13] oder einem Patienten, der von einem Krebs geheilt wurde, der bereits Metastasen im Kopf des Patienten gebildet hatte.[14] Das Einbringen von Mistel-Extrakt in die Blase von Patienten mit Blasenkrebs war mit einem besseren Behandlungsergebnis und in manchen Fällen vollständiger Remission verbunden.[15] Zudem dokumentieren zahlreiche veröffentlichte Artikel den Mechanismus, durch den Mistel-Extrakt alle mit dem Krebsprozess assoziierten Marker und Parameter positiv beeinflusst. Unter diesen Artikeln ist einer besonders erwähnenswert, in dem der Aktionsmechanismus der Mistel mit dem von Coley's Toxin verglichen wird.[16] Zweifelsohne sollte Mistel-Extrakt einen festen, wissenschaftlich bestätigten Platz in der Geschichte der therapeutischen Interventionen haben, die die Aussichten für Krebspatienten verbessern. Die Fragen, mit denen ich mich beschäftigen möchte, sind folgende: Was genau ist die Mistel? Wie wirkt sie? Und wie fügt sie sich ein in meine zentrale These, dass Krebs im Grunde genommen ein Problem des Wassers im Zytoplasma ist?

In über 35 Jahren als praktizierender Arzt habe ich fast alle meiner mehreren Hundert Krebspatienten mit einer Form der Mistel behandelt. Entsprechend viel Erfahrung habe ich darin, wie man sie einsetzt und was man von ihr erwarten kann. Diese hat mich gelehrt, dass die Misteltherapie, obwohl ich sie immer noch als die zentrale Säule jeder ganzheitlichen Krebsbehandlung betrachte, keineswegs vollkommen ist. Außerdem hoffe ich die Gründe verdeutlichen zu können, warum die Mistel nicht der Weisheit letzter Schluss in der Krebsbehandlung sein kann, sondern vielmehr ein nützlicher Schritt auf diesem Weg ist.

Generell habe ich mit der Mistel die Erfahrung gemacht, dass Patienten, die – meist nach einer Operation – keinen aktiven (im Scan sichtbaren) Krebs haben, mit dem Einsatz von Mistel-

Präparaten ganz hervorragende Ergebnisse erzielen. Die Melanompatientin, die den Chagapilz so erfolgreich anwandte und von der ich weiter oben in diesem Kapitel berichtet habe, lebt, es geht ihr gut, und sie ist 4 Jahre nach dem Rezidiv wohlauf und krankheitsfrei. Das ist ein für Melanompatienten höchst ungewöhnlicher Verlauf und vermutlich auch auf ihre Anwendung von Mistel zurückzuführen.

Eine andere Patientin konsultierte mich ursprünglich wegen ihrer Probleme mit Osteoporose und Rückenschmerzen, an denen sie nach ihrer schulmedizinischen Behandlung eines aggressiven Eileitertumors litt. Nachdem Rezidive in Lymphknoten und Becken aufgetreten waren, erhielt sie Bestrahlungen und bekam davon heftige Rückenschmerzen und Wirbelsäulenfrakturen. Sie beschrieb es so: »Mehrere Frakturen der Wirbelsäule veranlassten mich, Dr. Thomas Cowan aufzusuchen. Er heilte meine Knochen innerhalb weniger Wochen mit natürlichen Substanzen. Dann fragte er mich, was ich gegen meinen Krebs unternähme, und ich antwortete: ›Nichts. Ich hoffe, der ist weg.‹«

In einer solchen Situation kehrt im Allgemeinen der Krebs zurück, deswegen riet ich ihr vorbeugend zu einer Misteltherapie. Jahrelang ging es ihr gut, bis, wie das häufig vorkommt, bei ihrem Ehemann, der zugleich ihr Arzt war, eine gesundheitliche Krise eintrat. Der Stress, der dadurch in ihr ausgelöst wurde, und das Absetzen der Misteltherapie in dieser hektischen Zeit, fielen zusammen mit einem erneuten Tumor in ihrer Lunge. Eine Debulking-Operation wurde durchgeführt, und man sagte ihr, ihre Prognose sei ungünstig. Dennoch verweigerte sie eine Chemotherapie und nahm die Misteltherapie wieder auf. Mittlerweile sind seit der OP 2 Jahre vergangen, sie macht weiterhin die Misteltherapie, hat überlebt und ist wohlauf. Ihre Freunde und Ärzte bezeichnen sie als Wunderpatientin, weil sie sich trotz ihrer ungünstigen Prognose offensichtlich gut fühlt und ein aktives Leben frei von Krankheit führt.

Das Prinzip ist einfach. Wenn es möglich ist, den ursprünglichen Tumor zu entfernen, kann die Misteltherapie eine sichere, wirksame und einfach durchzuführende Langzeittherapie zur Nachsorge darstellen. Bei einem berühmten Chirurgen wurde ein maligner Nierentumor diagnostiziert. Eine OP war erfolgreich und ergab gesunde Exzisionsränder, aber leider wurde in einem PET-Scan während der Nachsorge erhöhte Aktivität in einem aortennahen Lymphknoten festgestellt. Eine derartige Lymphknotenaktivität lässt häufig auf eine ungünstige Prognose schließen, und sein Gespräch beim Onkologen brachte keine Entwarnung. Man sagte ihm, er habe noch etwa 3–5 Jahre zu leben, und zwar unabhängig davon, ob er sich einer Chemotherapie unterzöge oder nicht, da bekannt ist, dass diese Art von Krebs auf eine Chemotherapie nicht besonders gut anspricht.

Allerdings stand dieser Patient schon seit Jahren in Kontakt mit Ärzten in Deutschland, und zu seiner Überraschung drängten ihn viele der befreundeten Mediziner, auf eine Chemotherapie zu verzichten und es stattdessen mit einer Misteltherapie zu probieren. Er setzte sich mit mir in Verbindung, wir begannen die Misteltherapie, und seitdem ist dies seine alleinige Therapie. Wie ein Kontroll-PET-Scan am 5. Jahrestag seiner Diagnose ergab, ist er krankheitsfrei. Während ich dies schreibe, ist er gesund und munter, führt ein aktives Leben und ist dankbar, dass er vor 5 Jahren diese Entscheidung getroffen hat.

Gelegentlich gibt es Fälle mit sehr ungünstiger Prognose nach der operativen Entfernung eines Tumors, bei denen es aber dennoch zu lang andauernder, fast an ein Wunder grenzender Genesung kommt. Bei einer meiner Bekannten, einer jungen Mutter von vier Kindern, wurde Darmkrebs im Stadium IV entdeckt, der eine große Metastase in ihrer Leber gebildet hatte. Bei einer solchen Diagnose ist die Prognose äußerst ungünstig. Sie wurde von einem meiner Freunde behandelt, mit Unterstützung eines Onkologen des Johns Hopkins Hospital, der erkannte, dass eine konventionelle Chemotherapie bei ihr wenig erfolgversprechend war. Die unglaubliche Fortsetzung dieser Geschichte ist, dass sie seit mittlerweile 10 Jahren völlig krankheitsfrei ist, was in dieser Situation praktisch nie vorkommt, und an der ersten klinischen Studie zur Misteltherapie in den Vereinigten Staaten teilnimmt. Hier ihre Geschichte:

»Jeden einzelnen Tag bin ich mit Dankbarkeit für das Geschenk der Heilung erfüllt, das mir mit der Überwindung eines Darmkrebses im Stadium IV zuteilwurde, bei dem ich eine statistische Überlebenschance von nicht einmal 8 Prozent hatte. Dass ich überlebt habe, schreibe ich weitgehend der Misteltherapie zu. Ich war im gleichen Alter und litt an genau demselben Krebs, an dem mein Vater starb, an dem meine Großmutter starb und die Hälfte ihrer Geschwister. Als wir herausfanden, dass die Aussicht, einen Darmkrebs im Stadium IV mit Lebermetastasen zu überleben, nicht einmal 8 Prozent betrug, beschlossen mein Mann Jimmy und ich, auf Chemotherapie und Bestrahlung zu verzichten, da meine Überlebenschancen sich dadurch nicht verbessert hätten. Auf der schulmedizinischen Seite hatte ich fantastische Chirurgen, die den Krebs aus meinem Darm und meiner Leber entfernten, und ich hatte einen großartigen Onkologen, der bereit war, mich mit Scans und Bluttests zu überwachen, obwohl ich mich nicht seiner Standardbehandlung mit Chemotherapie und Bestrahlung unterzog. Ich wünschte, es gäbe mehr Onkologen und Ärzte …, die bescheiden genug sind, mit ihren Patienten zusammenzuarbeiten, wenn es um den Wunsch des Patienten nach einer eher komplementären oder ganzheitlichen Methode geht. Auf der komplementären Seite stellte [mein Arzt] das Milieu in meinem Körper so um, dass es den möglicherweise nach der OP noch verbliebenen Krebs mit einer pflanzlichen Diät, homöopathischen Medikamenten, Nahrungsergänzungsmitteln speziell gegen Krebs und Mistelinjektionen abwehren konnte. Ich hatte dem Krebs ins Auge gesehen, ihn bekämpft und überwunden.«

Was hat es mit der Mistel auf sich, und was ist der Grund dafür, dass sie den Krebskranken helfen kann? Nun, wir alle kennen die Verbindung der Mistel mit Weihnachten. Die Geburt Jesu ist ein Bericht vom Licht, das die dunkelste Zeit durchbricht, eine Erzählung von Hoffnung und der Überwindung unserer größten Herausforderungen. Anders als die meisten »normalen« Pflanzen spielt die Mistel im Zusammenhang mit Weihnachten eine Rolle, weil sie von dem üblichen Rhythmus mit der Blüte im Frühling und dem Fruchttragen im Sommer abweicht sowie mit dem Reifen ihrer Beeren bis zur Wintersonnenwende wartet, der dunkelsten Zeit des Jahres. Sie ist ein Halbschmarotzer, der seine Nährstoffe aus dem Saft des Wirtsbaums zieht. Sie wächst kreisförmig, ähnlich wie ein Tumor, der auf einem unserer inneren Organe gleich stark in alle Richtungen wächst. Die Mistel ist undifferenziert; alle Teile der Pflanze – Wurzel, Blätter, Blüte, Stängel – haben große morphologische Ähnlichkeiten miteinander, was ebenfalls an den undifferenzierten, primitiven Wuchs der typischen Anhäufung von Krebszellen erinnert. Ein mit Misteln »infizierter« Baum sieht aus wie ein Baum mit zahlreichen Tumoren; aber ebenso wie im Fall des Chagapilzes und seines Wirts, der Birke, scheinen von Misteln befallene Bäume bis zu einem späten Befallsstadium durchaus gut zu gedeihen. Die Mistel ist in der Natur das Inbild der Koexistenz eines undifferenzierten Gewächses mit seinem Wirt. Sie erinnert uns daran, dass wir uns nicht, wie Nixon behauptet, im Krieg gegen den Krebs befinden, sondern auf einem Weg der Koexistenz. Bis wir dieses entscheidende Konzept erfasst haben, sind wir anscheinend dazu verdammt, dem Krebs mit einer kriegerischen Einstellung zu begegnen und ihm in unserer Kultur die Rolle des Feindes zuzugestehen. Die Mistel weist uns einen

Weg aus dieser primitiven und destruktiven Geisteshaltung, einer Haltung, die die Grundlage unserer modernen Herangehensweise an die Onkologie bildet. Wir wollen alles töten, was nicht »wir« ist. Bei diesem Versuch zerstören wir uns selbst.

Als Rudolf Steiner, der Erste, von dem wir wissen, dass er die Mistel als Medizin gegen Krebs propagierte, gefragt wurde: »Was tut die Mistel?«, gab er zwei Antworten. Erstens imitiere die Mistel eine bakterielle Infektion. Zweitens sei die Mistel *das* Arzneimittel zur Heilung des Ätherleibs. Angesichts der ersten dieser Antworten erhebt sich für mich die Frage, ob Steiner, der selbst gar kein Mediziner war, von den damaligen Arbeiten an Coley's Toxin und anderen Versuchen der Krebsbehandlung wusste, bei denen man beim Patienten eine Fieberreaktion provozierte. Coley entwickelte Methoden, um seine Krebspatienten nicht mit Krankheiten wie Wundrose oder Lungenentzündung infizieren zu müssen, und simulierte stattdessen das Fieber, das solche Infektionen begleitet, mit aus verschiedenen Bakterien gewonnenen Toxinen. Nicht die Infektion ist die Therapie; der Kampf des Körpers, um die Infektion zu überwinden, ist die Therapie. Speziell Fieber mit seiner Stimulierung der von Natur aus in uns vorhandenen oder zellvermittelten Immunreaktionen war aus immunologischer Sicht seit Jahrhunderten einer der größten Krebsheiler. In der richtigen Dosierung und Verabreichungsform kann und wird die Misteltherapie diese Fieberreaktion bei kranken Patienten auslösen. Dies war schon immer eines der wichtigsten therapeutischen Verfahren gegen das Problem Krebs und wird es auch bleiben.

Ausgehend von der Prämisse eines Zusammenhangs zwischen Zytoplasma-Wasser und Krebs, die die Grundlage dieses Buches bildet, schreibe ich die Wirkung von Fieber, Hyperthermie, Sauna oder anderen Wärmetherapien ihrer Fähigkeit zu, die Zytoplasma-Gele zu heilen, wenn sie aus welchen Gründen auch immer vergiftet, deformiert und funktionsunfähig geworden sind. In diesem deformierten Zustand können sie nicht länger die Energie liefern, die für die Lebensvorgänge in der Zelle notwendig ist; sie sind nicht mehr in der Lage, die Ladung innerhalb der Zelle von der außerhalb zu trennen; die Zelle verliert Energie, verklumpt und verwandelt sich in eine Krebszelle. Alles, was man tun kann, um das Gel zu erwärmen und seine Selbstreinigung durch Fieber zu ermöglichen, sodass wieder ein gesünderes Zytoplasma entsteht, fördert die Heilung. Die Mistel trägt dazu bei, indem sie im Organismus einen Wärmereiz setzt.

Der von Steiner so genannte *Ätherleib,* der fließende beziehungsweise wässrige Teil des menschlichen Organismus, wurde auch als *Bildekraft* oder *Lebenskraft* des Organismus bezeichnet. Der Ätherleib ist genau das, was in der Menge der chemischen Substanzen aus einer Möhre fehlt (Kapitel 3). Die Möhre ist eine Kombination dieser chemischen Substanzen, in Verbindung mit einem formgebenden, auf Wasser beruhenden Leib oder einer Kraft, die sie mit Leben füllen. Nach Steiner ist die extreme Krankheit dieses Lebens, dieses Wasserleibs, das, was wir Krebs nennen. Die Mistel, so sagt er, ist die Arznei, die diesen Ätherleib des kranken Patienten zu heilen beginnen kann. (Kurz gesagt, darum geht es in diesem Buch.)

Wenn wir diese beiden Perspcktiven verbinden – Steiners eher metaphorische Sicht und die Forschungen, die Mistel-Extrakt als immunstimulierende, zytotoxische (Krebszellen abtötende), Apoptose induzierende Arznei identifizieren –, können wir sehen, dass die Mistel gute Voraussetzungen hat, die ihr zukommende Rolle als Kernstück jeder wahren Krebstherapie einzunehmen. Allerdings ist sie gleichzeitig eine sanfte Arznei, und das bedeutet, dass sie in vielen Fällen nicht ausreicht.

Bis zu einem gewissen Grad liegt das daran, dass moderne Ärzte sich scheuen, bei ihren Patienten Fieber zu induzieren. Durch

Mistelinjektionen, besonders durch intravenöse, können wir das erreichen. Dies ist allerdings eine drastische Therapie; nicht jeder Arzt ist bereit, sie anzuwenden, und nicht jeder Patient willens, sich ihr zu unterziehen. Die mangelnde Wirksamkeit der Mistel könnte zum Teil aber auch an den Präparaten selbst liegen. Derzeit sind weltweit etwa sechs Arten von Mistel-Präparaten erhältlich. Jede hat ihre Befürworter und ihre Kritiker; keine ist immunologisch so wirksam, wie ich mir wünschen würde. In Kapitel 12 gebe ich genaue Anweisungen, wie man mit Mistelinjektionen arbeitet, und nenne auch die Art Mistel-Präparat, mit dem ich die besten Erfahrungen gemacht habe. Zwar ist die Mistel ohne Zweifel eine Arznei für den Äther- oder Wasserleib, doch meiner Meinung nach müssen wir bei ihrer Anwendung auch das Wesen des Zellwassers selbst untersuchen. Mit anderen Worten, wir können noch so viel stimulieren und anregen, aber irgendwann müssen wir uns unmittelbar mit dem intrazellulären Wasser selbst beschäftigen und versuchen, diese reale ätherische Kraft zu verstehen und uns zunutze zu machen, auf die die Mistel uns verweist. Diesen wichtigen Aspekten werden wir unsere Aufmerksamkeit als Nächstes zuwenden.

Kapitel 8

Die ketogene Diät

Vor einigen Monaten hörte ich einen Podcast der *Joe Rogan Show,* in dem es darum ging, ob eine vegane oder eine Paläo-Ernährung besser geeignet sei, Herzkrankheiten vorzubeugen beziehungsweise sie unter Kontrolle zu behalten. Zufällig kannte ich die Gäste, beide führende Vertreter ihres jeweiligen Fachgebiets. Der vegane Kardiologe schilderte eloquent, wie es Anfang des 20. Jahrhunderts in den Vereinigten Staaten praktisch keine Herzkrankheiten gegeben habe, sich aber das Bild um die Zeit des Zweiten Weltkriegs dann allmählich wandelte und Herzkrankheiten schließlich nahezu epidemische Ausmaße angenommen hätten. Meiner Meinung nach hätte die Diskussion an diesem Punkt mit der simplen Frage enden sollen: »Sie haben ja gesagt, es gab Anfang des zwanzigsten Jahrhunderts praktisch keine Herzkrankheiten. Wie viele Menschen haben sich damals vegan ernährt?« Keiner, ist natürlich die Antwort. Wie kann irgendjemand behaupten, wir könnten Herzkrankheiten damit ausrotten, dass wir auf Lebensmittel wie Sahne, Butter und Eier verzichten, die zu einer Zeit, als die Menschen nicht an Herzkrankheiten litten, als »gesund« galten? Das ist einfach unlogisch.

Eine analoge Entwicklung zeigte sich im Zusammenhang mit Ernährung und Krebs. Anfang des 20. Jahrhunderts kam Krebs nur selten vor. Hausärzte bekamen während ihres gesamten Berufslebens keinen einzigen Fall von Brustkrebs zu sehen. Heute kennen die meisten Menschen in ihrer unmittelbaren Nachbarschaft, wenn nicht sogar in der eigenen Familie, jemanden mit

Brustkrebs, eine Krankheit, die mittlerweile immer jüngere Frauen befällt. All dies ist in den letzten etwa 50 Jahren passiert, seit eine vegetarische oder vegane Ernährung zur anerkannten ganzheitlichen Krebsdiät wurde. Dabei wird außer Acht gelassen, dass zu einer Zeit, in der praktisch niemand sich vegan oder vegetarisch ernährte, die Menschen nur selten an Krebs erkrankten. Zudem haben zahlreiche ethnologische Studien und Bücher bestätigt, dass Krebs bei Eingeborenenvölkern nicht vorkam, obwohl niemand sich vegetarisch oder vegan ernährte.[1] In jüngerer Zeit hat sich das Blatt gewendet, und die Menschen scheinen sehr viel offener dafür zu sein, andere Ernährungsweisen gegen Krebs zu untersuchen, besonders seit der Veröffentlichung von *Cancer as a Metabolic Disease* von Dr. Thomas Seyfried.

Wie wir in Kapitel 2 gesehen haben, vertrat Seyfried die These, dass die grundlegende Störung bei Krebs eine Fehlfunktion der Mitochondrien ist. Mitochondrien sind im Wesentlichen primitive, aber vollständige Bakterien mit ihrem eigenen Genom, die im Zytoplasma der meisten Säugetierzellen vorkommen. Sie haben die Aufgabe, ATP zu bilden, das sogenannte Energiemolekül des Körpers. Als Gegenleistung dafür, dass sie als ihre internen Kraftwerke fungieren, versorgen die Zellen die Mitochondrien mit Nährstoffen, insbesondere mit Antioxidantien, sodass die Mitochondrien reibungslos und effektiv arbeiten können.

Der Warburg-Effekt, der ebenfalls in Kapitel 2 behandelt wurde, ist darauf zurückzuführen, dass in allen Krebszellen Störungen der Mitochondrialfunktion vorliegen, die sie daran hindern, die für die optimale Zellfunktion notwendige Energie zu erzeugen. Diese Störungen können genetischer Natur sein oder durch Strahlen, Steinkohlenteer und eine endlose Liste anderer Karzinogene verursacht werden. Sie führen dazu, dass die betroffenen Zellen auf den glykolytischen Stoffwechselweg umschalten und beginnen, Energie durch Glykolyse oder Fermentierung zu produzieren. Das ist eine primitive, ineffiziente Art der ATP-Bildung, die von einzelligen Organismen und Pilzen praktiziert wird. Infolge dieser Umstellung auf Glykolyse sind die Zellen, wie primitive Organismen, in einem kontinuierlichen Wachstumszyklus gefangen. Sie verlieren die Verbindung zu dem sie umgebenden Gewebe und verhalten sich im Wesentlichen wie jeder Einzeller, der versucht, immer weiter zu wachsen und sich zu teilen, solange eine geeignete Nährstoffquelle zur Verfügung steht. Aus diesem primitiven Verhaltensmuster entsteht das Wachstum, das für den Krebsprozess charakteristisch ist.

Wie ich bereits in Kapitel 2 erwähnte, wird heute der Beweis dafür, dass diese Umstellung auf Glykolyse tatsächlich in praktisch allen Krebszellen erfolgt, durch PET-Scans erbracht, die modernste Technik in der heutigen Onkologie zur Identifizierung von Krebszellen und den Strukturen, die sie bilden. Sie macht sich diese Umstellung der Energieproduktion zunutze, um Krebs aufzuspüren. Gesunde Zellen, die die Mitochondrien für die ATP-Produktion einsetzen, bilden aus jedem Glukosemolekül jeweils 36 ATP-Moleküle. Die Glykolyse ist im Gegensatz dazu ein unvollständiger Prozess und bildet daher pro Glukosemolekül nur zwei ATP-Moleküle.

Aus diesem Grund braucht eine glykolyseabhängige Zelle zum Überleben die achtzehnfache Glukosemenge. Um energetisch zu überleben, stellen Krebszellen ihren Stoffwechsel so um, dass sie eine maximale Glukosemenge aufnehmen können. Zwar sind sie kaum je in der Lage, achtzehnmal so viel Glukose aufzunehmen wie eine normale Zelle, können aber das Doppelte bis Fünffache erreichen. Um dies festzustellen, wird dem Patienten radioaktiv markierte Glukose verabreicht.

Wird nun diese radioaktiv markierte Glukose von einer Ansammlung an Zellen aufgenommen, so muss es sich bei diesen Zellen per definitionem um Krebszellen handeln. Keine andere

Art von Zellen weist diese Form der Glukosefehlregulierung auf. In dieser Darstellung kann der Radiologe folglich den Krebs »sehen« und aufgrund der Glukoseaufnahme einschätzen, wie aktiv er ist. Die entscheidende Rolle dieses Warburg-Effekts bei Krebs zu bestreiten hieße, die grundlegende Basis moderner diagnostischer Verfahren in der Onkologie zu leugnen.

Wie ich bereits erwähnt habe, steht die Annahme, eine Krebserkrankung habe ihren Ursprung in den Mitochondrien, im Einklang mit meiner These, dass es sich bei Krebs um den Verlust der Zellintegrität aufgrund eines Verfalls der Struktur des intrazellulären Gels handelt. Und wenn wir erst verstanden haben, dass die Rolle von ATP in jedem Säugetierorganismus nicht die des Energielieferanten ist, sondern dass dieses Molekül die Entfaltung der Proteine im Zytoplasma bewirkt und damit das intrazelluläre Wasser zu einem wirksamen Gel strukturiert, ergibt das Ganze allmählich einen Sinn. Diese Strukturierung des intrazellulären Wassers wird von dem ATP bewirkt, das an die Enden der intrazellulären Proteine andockt. Durch diese Bindung entfalten sich die Proteine und können dann als Startpunkte für die Umwandlung des intrazellulären Wassers in Gel fungieren. Das ATP in unseren Zellen spielt dieselbe Rolle wie die Wärme beim Festwerden von Wackelpudding. Bei Wackelpudding mischt man Proteine mit Wasser und erhitzt diese Mischung, wodurch sich die Proteine entfalten. Diese entfalteten Proteine binden an Wasser, das beim Abkühlen das Gel bildet, das wir Wackelpudding nennen. Wenn der Zelle nicht genügend ATP zur Verfügung steht, weil die Mitochondrien beschädigt sind und sie sich deshalb auf Glykolyse umstellen musste, kann sie ihr intrazelluläres Gel nicht mehr strukturieren. Da das intrazelluläre Gel für die Anordnung von Natrium und Kalium an der Zellmembran verantwortlich ist, wird diese Anordnung nicht mehr effizient erfolgen. Das Ergebnis ist eine Zelle ohne Ladung, die unweigerlich mit den Nachbarzellen verklumpt und so zur Bildung des charakteristischen Tumors beiträgt, den wir bei Krebs beobachten.

Zweitens ist das intrazelluläre Gel die Matrix, in der die Zellteilung stattfindet. Ohne richtig strukturierte Matrix laufen Zellteilung, Spindelbildung, DNA-Transkription und -Translation sowie sämtliche anderen Vorgänge im Zellkern, die mit Krebs zu tun haben, chaotisch ab. Diese charakteristischen Anzeichen für Krebs – anormale Anzahl oder Typen von Chromosomen (Aneuploidie), Mutationen, Synthese anormaler Proteine – sind sämtlich Sekundäreffekte dieses primären Mitochondrien-/Zytoplasmadefekts. Nur eine dreist oberflächliche Analyse würde Aneuploidie oder Genmutationen als das Primärereignis bei Krebs bezeichnen. Diese Sicht der Dinge ist auch vereinbar mit der Analyse, die ich schon in Kapitel 2 zitiert habe, dass nämlich bei der Transplantation des Zellkerns aus einer Krebszelle in ein gesundes Zytoplasma kein Krebswachstum ausgelöst wird. Krebs entsteht nur, wenn das Zytoplasma krank ist.

Die Theorie der ketogenen Diät leitet sich unmittelbar aus dieser Sicht der Dinge her. Sie besagt, dass die normalen Zellen entweder Glukose (Zucker) oder Fett als das Substrat nutzen können, aus dem sie ATP synthetisieren. Fett, genauer Fettsäuren, sind für normale Zellen das effizientere und in der Regel bevorzugte Substrat, wobei normale Zellen auch Glukose nutzen können und das auch tun, um Energie für die respiratorischen Zyklen in den Mitochondrien bereitzustellen. Krebszellen dagegen setzen ausschließlich auf Glukose. Sie sind vollkommen von Glukose als Energielieferant abhängig, da sie die Fähigkeit verloren haben, ATP aus Fettsäuren zu bilden. Sie tun alles, um sich die Glukose zu verschaffen, die sie brauchen. Zuerst verwerten sie die Glukose aus den Kohlenhydraten in der Nahrung. Dann nutzen sie die Glukoneogenese (Bildung neuer Glukose), um die notwendige Glukose aus dem aufgenommenen Protein zu bilden. Im nächsten Schritt, der unvermeidlich wird, wenn diese Quellen erschöpft sind, ermöglichen sie die Umwandlung von Körperfett in Glukose für die ATP-Bildung. Wenn die Fettspeicher erschöpft sind, erfolgt als Nächstes mit Unterstützung der Krebszellen die Umwandlung der Proteinstrukturen des Körpers in Glukose, um Energie für das Krebswachstum zu gewinnen. Das erklärt die Progression, die wir bei Krebspatienten beobachten: Anfangs, wenn die Krebszellen die nötige Glukose aus der Nahrung holen können, kommt es nicht zu Gewichtsverlust und meist nur zu einem Gefühl der Erschöpfung. In diesem Stadium zeigt sich, wie der Stoffwechsel sich an den Bedürfnissen der Krebszellen ausrichtet, und damit entsteht ein ATP-Defizit in den normalen Zellen und Geweben. Als Nächstes wird das Fett im Körper des Patienten verbrannt, die Folge sind Gewichtsverlust und weiter zunehmende Erschöpfung. Im letzten Stadium, wenn die Strukturproteine des Körpers als Substrat für die Krebszellen dienen, wird der Patient kachektisch. Das ist das Endstadium, von dem sich kaum jemand wieder erholt.

Aus alledem, was oben gesagt wurde, lässt sich die Hauptthese der gegen den Krebs gerichteten ketogenen Diät ableiten: Besonders in den frühen Stadien hilft der Verzicht auf alle Lebensmittel mit Kohlenhydraten den Zellen, sich von Fett zu ernähren, während gleichzeitig die Krebszellen ausgehungert werden. Wenn man die Krebszellen schwächt, indem man sie von ihrer normalen Glukoseversorgung abschneidet, sie aber noch nicht begonnen haben, die Fett- und Proteinspeicher des Körpers anzugreifen, sollte es einem normal arbeitenden Immunsystem möglich sein, die Krebszellen auszuräumen und den Menschen gesunden zu lassen.

In den letzten 5 Jahren habe ich Dutzende von Patienten gesehen, die ihren Krebs durch eine systematische und strenge ketogene Diät zu überwinden suchten. Die meisten hielten sich genau an das, was in den verschiedenen Büchern über den ketogenen Ansatz gegen Krebs steht: nicht mehr als 12 Gramm Kohlenhydrate pro Tag zu sich zu nehmen, sich proteinarm zu ernähren und das Protein-/Fettverhältnis zu berechnen, um im empfohlenen Bereich zu bleiben. Viele haben, wie Seyfried vorschlägt, zusätzlich die Gesamtkalorienzufuhr eingeschränkt; die meisten haben demzufolge unweigerlich an Gewicht verloren. In keinem Fall jedoch habe ich eine Reduktion der Tumorlast oder eine objektive Verbesserung des Gesamtzustands beobachtet. Anders ausgedrückt: Es schien, wie so oft im Leben, eine Situation, in der Theorie und Wirklichkeit einfach nicht übereinstimmten.

Ich wollte verstehen, warum das so war, und beschloss, bei den Patienten auf ketogener Diät zu unterschiedlichen Zeiten und in verschiedenen Situationen den Blutzucker zu untersuchen. Ich führte Nüchternblutzuckertests durch, Blutzuckertests nach längerem Fasten (das einen schnell in Ketose oder den Fettverwertungsmodus versetzt), Blutzuckertests unmittelbar nach den Mahlzeiten und Blutzuckertests 2, 4 oder 5 Stunden nach den Mahlzeiten. Zu meiner Überraschung beobachtete ich nie, dass der Blutzuckerwert aufgrund irgendeiner dieser ernährungstechnischen Interventionen niedriger ausfiel als erwartet. Der Klarstellung halber muss ich zugeben, dass für einige Patienten verschiedene Fasten- oder ketogene Diäten ausgesprochen hilfreich gegen erhöhte Blutzuckerwerte und sogar Diabetes waren. Die wichtige Erkenntnis ist allerdings, dass der Wert, wie Seyfried sagt, zur Erreichung einer klinisch relevanten Wirkung auf die Krebszellen durch Blutzuckersenkung in die unteren Sechziger oder mittleren bis oberen Fünfziger fallen muss. In keinem Fall, ganz gleich wie wenig die Patienten aßen, fiel ihr Blutzucker zu irgendeiner Zeit unter siebzig. Die Erklärung hierfür kann nur sein, dass der Körper gute Gründe hat und über die hormonellen Mechanismen verfügt, den Blutzucker nicht unter diese sehr niedrigen Werte fallen zu lassen. Nur in den allerextremsten Situationen, zum Beispiel bei insulinfreisetzenden Tumoren der

Bauchspeicheldrüse, lässt der Körper zu, dass der Blutzucker auf diese therapeutisch wirksamen Werte sinkt. Aus diesem Grund, so fürchte ich, ist die Methode der ketogenen Diät, selbst die einer kalorienbeschränkten ketogenen Diät, gegen Krebs zum Scheitern verurteilt.

Seyfried und andere untersuchen derzeit mögliche medikamentöse Ansätze, die in Verbindung mit der ketogenen Diät eine Senkung der Blutzuckerwerte auf dieses therapeutisch wirksamere Niveau bewirken könnten, aber soweit ich weiß, haben sie bisher nichts gefunden, das auch nur annähernd einen klinischen Nutzen hätte. Während allerdings meine unmittelbare Erfahrung mir sagt, dass der Ansatz der ketogenen Ernährung nicht die Lösung für Krebs darstellt, scheint er dennoch einen relevanten und nützlichen Aspekt zu enthalten. Zum einen ähnelt die typische, qualitativ hochwertige ketogene Diät in vieler Hinsicht der Ernährung nach Art der *Nourishing Traditions,* die ich seit Jahrzehnten befürworte; sie enthält lediglich weniger Kohlenhydrate als die meisten traditionellen Ernährungsweisen. Des Weiteren bin ich auf einen Artikel gestoßen, der vielleicht erklärt, warum ein ketogener Ansatz, oder was ich als Kohlenhydrate einschränkenden Ansatz bezeichnen würde, dennoch unsere Aufmerksamkeit verdient und näher untersucht werden sollte. Nach den Feststellungen eines Artikels, dessen Co-Autor Dominic D'Agostino ist, einer der weltweit führenden Forscher auf dem Gebiet der ketogenen Diät, haben Forschungen gezeigt, dass bei Tieren, die ketogen ernährt wurden, die Menge von Deuterium in Zellen und Geweben sank.[2] Wie wir sehen werden, könnte Deuterium tatsächlich der unbekannte Mechanismus sein, über den eine ketogene Diät Krebspatienten helfen könnte, das fehlende Bindeglied zwischen der Ernährungstherapie und der neuen Wissenschaft vom Wasser. Der Rolle von Deuterium und deuteriumarmem Wasser im Krebsprozess werden wir uns als Nächstes zuwenden.

Kapitel 9

Deuteriumarmes Wasser

Vor nicht allzu langer Zeit hatte ich ein Treffen mit dem Leiter eines Krebsforschungslabors, um zu klären, ob seine Forschungseinrichtung an Versuchen zur Rolle von deuteriumarmem Wasser (*deuteriumdepleted water* oder DDW) interessiert sei, die zum Verständnis der Ursachen von Krebs und möglicher Behandlungsmethoden beitragen sollten. Ich legte ihm die Artikel vor, auf die ich weiter unten eingehen werde (ausnahmslos von Fachkollegen begutachtete Studien aus onkologischen Zeitschriften) und in denen bei verschiedenen Gruppen von Krebspatienten eine Verbesserung der Überlebenszeit um mehr als das Doppelte nachgewiesen wurde, sowie vier publizierte Fälle von Patienten mit Lungenkrebs im Stadium IV, die eine dauerhafte Remission ausschließlich durch den Einsatz von DDW erzielten. Er warf einen flüchtigen Blick auf die Artikel und fragte, welcher Mechanismus eine Erklärung dafür biete, dass dieses Wasser irgendeine Wirkung bei Krebspatienten haben könne. Ich gab ihm eine kurze Schilderung der Biologie des Wassers und ihrer Relevanz bei Krebs. Er verzog angeekelt das Gesicht und sagte, es gebe keine seriösen Artikel, die diesen Bereich als krebsrelevanten Faktor bestätigten, zudem habe er kein Interesse an einem solchen Vorhaben.

Als ich ging, war ich nicht nur froh, dieses Treffen hinter mir zu haben, sondern auch betroffen darüber, wie typisch für das derzeitige wissenschaftliche Establishment es gewesen war. Die überwältigende Mehrheit der zum Thema Krebs publizierten Artikel betrachtet ihn aus der Perspektive somatischer Mutationen.

Das ist die allgemein akzeptierte Darstellung, von der kaum je abgewichen wird. Wenn also jemand eine Theorie äußert, die sich über diesen Rahmen hinauswagt, gilt sie per definitionem als unbewiesen, als unbegründet, als Zeit- und Geldverschwendung und nicht der Mühe wert. Wobei es mir hier gar nicht darum geht, die Theorie der somatischen Mutationen als fast vollständige Verschwendung von Geld und Ressourcen zu bewerten. Viel schockierender ist, dass trotz eindeutiger und überzeugender Beweise dafür, dass der Einsatz von DDW sich auf die Verlaufsprognose für einen Krebspatienten auswirkt, die Forscher im derzeitigen wissenschaftlichen Establishment diese Beweise als irrelevant abtun. Selbst wenn ich keine Erklärung dafür hätte, wie und warum DDW wirkt: Sollte in einer vernünftigen und gerechten Welt nicht die Tatsache, *dass* es wirkt, jeder integren Wissenschaftlerin und jedem integren Wissenschaftler Anlass zu der Überlegung geben: »Wenn ich verstehen will, wie das möglich ist, muss ich dann anders an dieses Problem herangehen«? Stattdessen ist unser wissenschaftliches Establishment, so wie es der besagte Forscher verkörperte, mehr daran interessiert, seine eigenen Theorien zu propagieren, ganz gleich, wie abgedroschen, nutzlos oder haarsträubend unwirtschaftlich dieser Ansatz ist. Wenn Sie heraushören, mit welcher Verachtung ich diese Worte schreibe, liegen Sie ganz richtig. Angesichts der vielen sterbenden Menschen und so viel Leids halte ich es für gewissenlos, dass unserem wissenschaftlichen Establishment mehr an Karriere und dem Status quo gelegen ist als daran, dass wir alles in unserer Macht Stehende tun, um Menschen zu helfen, die eine solche Hilfe ganz dringend benötigen.

Ich gebe Ihnen noch ein Beispiel. Wie Sie inzwischen zweifellos erkannt haben, ist das zentrale Anliegen dieses Buches, die neue Biologie des Wassers und die Auswirkungen der »Verfassung« unseres intrazellulären Wassers auf unsere Gesundheit zu verstehen. Bisher habe ich dieses Phänomen in erster Linie beschrieben und verschiedene Faktoren behandelt, die den Zustand des Wassers in unserem Körper beeinflussen. An einem gewissen Punkt war es unvermeidlich, meine Aufmerksamkeit dem Wasser in unseren Zellen selbst zuzuwenden. Ist Wasser einfach nur das »tote« H_2O-Molekül, als das die Wissenschaft es darstellt, oder ist es an sich nicht doch sehr viel mehr? Und wenn es mehr ist: Ist es dann möglich, dass wir den Schlüssel zum Reich von Gesundheit und Krankheit in den Händen halten, wenn wir das Wesen des Wassers an sich verstehen?

Diese Fragestellung hat mich dazu geführt, mich mit den verschiedenen Arten von Wasser auf der Erde zu befassen, besonders mit den Arten von Wasser, denen Heilkräfte nachgesagt werden. Das führte mich unweigerlich zu einer Untersuchung der französischen Stadt Lourdes und ihres heilkräftigen Wassers. Die Legende besagt, dass im Jahr 1858 ein Bauernmädchen namens Bernadette eine Erscheinung hatte, die sich als Maria ausgab und es zu einer Grotte führte, in der eine Quelle aus der Erde sprang, und dem Mädchen sagte, das Wasser habe wundertätige Heilkräfte. Zunächst reagierten die Dorfbewohner mit der üblichen Skepsis, Verwirrung und mit Spott, aber sie begriffen bald, dass sich in dieser Grotte in Lourdes tatsächlich etwas Ungewöhnliches und Besonderes zutrug. 1883 wurde das Medizinische Büro in Lourdes *(Bureau des Constations Médicales)* gegründet, eine unabhängige Kommission, bestehend unter anderem aus Ärzten, Pathologen und Wissenschaftlern, um die mutmaßlichen ungewöhnlichen Heilungen zu prüfen und sie entweder zu bestätigen oder als unbewiesene Behauptungen übereifriger gläubiger Menschen zurückzuweisen. Auch die katholische Kirche, die Bernadette schließlich heiligsprach, erließ eigene Regeln zur Entscheidung darüber, was als Wunderheilung aufgrund des Kontakts mit dem Wasser von Lourdes zu gelten hatte.

Wie aus den Aufzeichnungen des Medizinischen Büros in Lourdes und den Feststellungen des kirchlichen Rats hervorgeht, waren die Vorschriften und Verfahren tatsächlich sehr streng. Damit beispielsweise die internationale Kommission attestierte, dass eine Heilung im medizinischen Sinne stattgefunden hatte, musste darüber die Bescheinigung einer ärztlichen Stelle vorliegen sowie ein Augenzeugenbericht darüber, dass die betreffende Person vor dem Besuch in Lourdes an der Krankheit gelitten hatte. Wenn etwa eine Person gelähmt ist, muss sie medizinische Dokumente vorweisen, in denen dargelegt wird, was die Lähmung verursachte, dass die Lähmung tatsächlich besteht und dass keine Behandlungsmöglichkeiten existieren. Außerdem muss ein Augenzeuge bestätigen, dass der Betreffende gelähmt ist. Danach besucht der Betreffende die Grotte, trinkt von dem Wasser und badet darin, und dann muss innerhalb von Stunden eine deutlich sichtbare Veränderung im Krankheitszustand des Betreffenden eintreten. Diese Veränderung muss die Krankheit vollständig und nachprüfbar beheben. Und schließlich muss die Person 1 Jahr später zu einer Untersuchung durch die Ärzte in Lourdes zurückkehren, um die Dauerhaftigkeit der Heilung bestätigen zu lassen. Nach diesen Kriterien hat die medizinische Kommission in Lourdes in mehr als 7000 Fällen bescheinigt, dass es sich um »nicht erklärbare Heilungen« handelte.[1]

Die Prüfung eines Falles dauert im Durchschnitt 7 Jahre, und diese 7000 bescheinigten Fälle blieben schließlich von über einer Million behaupteter Heilungen übrig, von denen der Rest die strengen Kriterien nicht erfüllte. Die katholische Kirche ist bei dieser strikten Überprüfung noch weitergegangen und hat in siebzig Fällen öffentlich erklärt, es handle sich um ein Wunder, das nur durch das Wasser von Lourdes zu erklären sei. Viele, aber nicht alle dieser Fälle betreffen Krebskranke, und bei allen wurde durch bildgebende Verfahren und pathologische Dokumentation nachgewiesen, dass sie tatsächlich Krebs hatten, viele sogar Krebs im Endstadium.

Ein 2012 im *Journal of the History of Medicine and Allied Sciences* veröffentlichter Artikel unternahm eine ehrgeizige Überprüfung von Heilungsberichten aus Lourdes und stellte fest: »Das Mindeste, was man sagen kann, ist, dass der Kontakt mit Lourdes und seinen Repräsentationen (Wasser von Lourdes, geistige Bilder, Reproduktionen der Grotte etc.) in Verbindung mit Gebeten eine außergewöhnliche, meist sofortige Symptomverbesserung und im besten Fall körperliche Heilung bei einer Reihe sehr unterschiedlicher Krankheiten induziert hat.« Lourdes sei, so fahren die Autoren fort, von »erheblichem Interesse für die Wissenschaft«, und es sei nicht auszuschließen, dass »neue und wirkungsvolle therapeutische Methoden« darauf aufbauen könnten.[2]

Die Betroffenen berichten von bemerkenswert ähnlichen Erfahrungen. Natürlich kommen sie mit großen Hoffnungen in die Grotte. Wenn sie mit dem Wasser in Berührung kommen, indem sie darin baden oder es trinken, spüren sie ein Kribbeln im ganzen Körper. Häufig erwähnen sie ein sehr eindeutiges Gefühl des Friedens, der Entspannung oder des Wohlbefindens. Zu ihrer Überraschung beginnen sich ihre Beschwerden oft nach wenigen Minuten anders anzufühlen. In der Regel zeigt sich schon nach Stunden eine deutliche Veränderung. Bei den meisten Menschen reicht sie nicht aus, um die Krankheit zu heilen, aber für manche ist es – unabhängig davon, ob ihre Krankheit geheilt wurde oder nicht – die einschneidendste Veränderung in ihrem Leben.

Es sollte auch festgehalten werden, dass die Erfahrung, von der die Menschen sprechen, wenn sie in der Grotte von Lourdes »Erfolg« hatten, bemerkenswerte Ähnlichkeit mit der Erfahrung aufweist, die andere Menschen machen, wenn sie zu kompetenten, integren und wahren Heilern gehen. Sicherlich macht nicht jeder, der nach Lourdes fährt oder einen wahren Heiler aufsucht, positive Erfahrungen, und das hat vielschichtige Gründe. Dass dies jedoch bei manchen Menschen der Fall ist, steht außer Zweifel, und jeder, der sich als Wissenschaftler bezeichnet, muss damit irgendwann umgehen lernen. Dass die Mainstream-Medizin sich nicht erklären kann, wie diese Heilungen geschehen, heißt nicht, dass sie nicht geschehen. Wir müssen in Demut anerkennen, dass unserer Wissenschaft Grenzen gesetzt sind, ebenso wie unserem menschlichen Verständnis für solche Begebenheiten.

Ende der 30er-Jahre und bis in den Zweiten Weltkrieg hinein erwuchs aus unserem zunehmenden Verständnis von Quanten- und Kernphysik ein intensives Interesse an der Entwicklung von Kernwaffen und Kerntechnik. Eine der frühen Auswirkungen dieser ersten Atomversuche war die »Entdeckung« der Existenz unterschiedlicher Wasserstoffisotope. Jedes Element im Periodensystem wird durch die Anzahl seiner Protonen definiert. Der Kern jedes Atoms besteht aus positiv geladenen Protonen und Neutronen ohne Ladung. Protonen und Neutronen haben dasselbe Gewicht, und das Gewicht ist als eine atomare Einheit definiert. Diesen Kern aus Protonen und Neutronen umkreisen Elektronen mit negativer Ladung. Stellen Sie sich Planeten vor, die um die Sonne kreisen – das ist das derzeitige Konzept der Elektronen und ihrer Bewegung um den Atomkern. Im Ruhezustand besitzt jedes Atom eine neutrale Ladung, das heißt, die Anzahl der positiv geladenen Protonen ist gleich der Anzahl der negativ geladenen Elektronen. So hat zum Beispiel Wasserstoff, das einfachste und leichteste Atom, ein Proton und ein Elektron. Er hat daher wie alle Atome eine neutrale Ladung und die Ordnungszahl eins. Die Ordnungszahl ergibt sich aus der Summe der Anzahl an Protonen (eins) und Neutronen (null).

Ein Isotop kann als eine Variante des Atoms betrachtet werden. Das heißt, um noch zur Familie des ursprünglichen Atoms zu gehören, muss es dieselbe Protonenzahl haben wie das ursprüngliche Atom; im Fall von Wasserstoff ist das eins. Die Anzahl der Neutronen allerdings kann variieren. Deuterium ist eines der zwei bekannten Wasserstoffisotope. Es besitzt ein Proton, ist also immer noch »Wasserstoff«, und ein Elektron, ist also immer noch neutral, aber statt null Neutronen wie Wasserstoff hat es eines. Daher hat es die Ordnungszahl zwei (denn ein Proton plus ein Neutron ist gleich zwei).

Da Deuterium weitestgehend dasselbe ist wie Wasserstoff, kann es auf dieselbe oder zumindest fast dieselbe Art reagieren wie Wasserstoff. In dem Kontext, den wir hier behandeln, ist die Bildung von Wasser die wichtigste Reaktion, an der Deuterium beteiligt ist. »Normales« Wasser ist H_2O, das heißt, es ist die chemische Verbindung von zwei Wasserstoffatomen und einem Sauerstoffatom. Deuterium kann recht ähnlich reagieren wie Wasserstoff, bildet aber dann D_2O. In den 30er-Jahren, als Deuterium zum ersten Mal nachgewiesen wurde und man erkannte, dass es bei der Bildung von Wasser an die Stelle von Wasserstoff treten kann, war sofort klar, dass Deuterium, das sogenannte schwere Wasser, eine in der Natur vorkommende Substanz ist. (Vermittels verschiedener atomarer Reaktionen können große Mengen von reinem schweren Wasser erzeugt werden; als »schwer« wird es bezeichnet, weil jedes Deuteriumatom doppelt so schwer wie ein Wasserstoffatom ist, deswegen ist D_2O schwerer als H_2O.)

Und obwohl seine biologische Rolle, wenn es denn eine gibt, größtenteils noch unerforscht ist, war ebenfalls ziemlich bald offensichtlich, dass es in hohen Dosen für praktisch alle Lebensformen toxisch ist. Wenn man damit Blumen gießt oder versucht, Samen zum Keimen zu bringen, oder Tiere tränkt, gedeihen sie nicht und sterben nach kurzer Zeit. Reines schweres Wasser ist ein starkes biologisches Gift.

Dann entdeckte man, dass das meiste in der Natur vorkommende Süßwasser auf der Erde eine geringe Menge von natürlichem

D_2O enthält. Mit anderen Worten, wenn Sie den D_2O-Gehalt des Wassers aus Ihrem Wasserwerk, aus dem Bach oder Süßwassersee in Ihrer Nachbarschaft testen, bekommen Sie in der Regel einen Wert von etwa 150 Teilen pro Million (ppm = Parts per million), ein relativ geringer Anteil. Zur Veranschaulichung: Wenn Sie sich einen Liter Wasser vorstellen, ist darin etwa ein Tropfen D_2O statt H_2O enthalten. Es dürfte nicht überraschen, dass auch unsere Körperflüssigkeiten denselben D_2O-Anteil von 150 ppm haben.

Allerdings unterscheidet sich D_2O in vielen seiner physikalischen Eigenschaften von H_2O. Chemisch gesprochen ist es ein anderes Molekül. So liegt zum Beispiel der Gefrierpunkt von H_2O bei 0 °C, der von reinem D_2O bei 4 °C. D_2O hat eine andere Dichte, die Bindungswinkel sind unterschiedlich und das maximale Lichtabsorptionsspektrum ebenfalls. Alles in allem ist es, wie nicht anders zu erwarten, ein anderes Molekül mit anderen biologischen und physikalischen Eigenschaften. Die Frage heißt: Ist das für unsere Gesundheit wichtig?

Die zentrale These dieses Buches lautet, dass die Struktur und Integrität des intrazellulären Wassers für die Gesundheit unserer Zellen, unserer Gewebe und unseres Organismus insgesamt von grundlegender Bedeutung sind. Struktur und Integrität spielen eine Rolle bei der Zellteilung, der Transkription und Translation von DNA für die Proteinsynthese, der Energieproduktion und der Ladung der Zelle; sie sind entscheidende Faktoren für alles, was in unserem Körper abläuft, von Hormonen und Neurotransmittern bis hin zu Gedanken und Gefühlen.

Es gibt in unserem Körper Entgiftungsmechanismen zur »Reinigung« der intrazellulären Matrix, zudem existieren natürliche Heilmittel, die Einfluss auf die Matrix haben. Wir haben gerade erfahren, dass wir vielleicht sogar einige der schlimmsten Krankheiten der Menschheit heilen können, wenn wir ein bestimmtes Wasser trinken.

Welche Faktoren im Wasser selbst also befähigen es, dieses ideale intrazelluläre kristalline Gel zu bilden, das, so behaupte ich, der Heilige Gral der Gesundheit ist?

Den ersten Hinweis, dass große Mengen von Deuterium in den Zellen die physiologischen Vorgänge beim Menschen beeinflussen könnten, lieferten die Arbeiten osteuropäischer Forscher, die das Wasser in einigen isoliert lebenden menschlichen Gemeinschaften untersuchten, die für ihre robuste Gesundheit und ihre Langlebigkeit bekannt sind.[3]

D_2O hat einen höheren Gefrierpunkt als H_2O; wenn man in die Berge geht, wo das Wasser in den Bächen aus teilweise noch gefrorenem Gletscherwasser besteht, stellt man daher fest, dass das Wasser, auf und in dem die gefrorenen Anteile schwimmen, von Natur aus weniger Deuterium enthält als das noch gefrorene Wasser. Man kann sich das so vorstellen, als stelle man ein großes Glas mit normalem Leitungswasser in den Gefrierschrank. Nach einer Weile bildet sich an der Oberfläche des Wassers eine dünne Eisschicht, während darunter das Wasser noch flüssig bleibt. In dieser dünnen Schicht von gefrorenem Wasser – der Schicht, die zuerst gefror – ist die Deuteriumkonzentration höher als in dem noch flüssigen Wasser darunter. Würden Sie das etwa ein Dutzend Mal wiederholen, bekämen Sie schließlich Wasser, dem ein Teil seines natürlichen Deuteriums entzogen wurde: DDW. Gletscherwasser ist ein Beispiel für die natürliche Trennung des deuteriumhaltigen Wassers von wasserstoffhaltigem Wasser.

Obwohl möglicherweise auch andere Faktoren eine Rolle spielten, die das hohe Lebensalter der Menschen erklären könnten, die ausschließlich Gletscherwasser tranken und bei denen Krebs überhaupt nicht vorkam, waren die Forscher neugierig, was mit Pflanzen, Tieren und Menschen geschehen würde, wenn sie ausschließlich DDW von ähnlicher Konzentration zu sich nähmen. Wasser ist schließlich die Substanz, die den größten Teil unseres

Körpers ausmacht. Selbst wenn der ppm-Gehalt von Deuterium in unserem Wasser niedrig ist, so liegt er, wenn wir die Gesamtmenge an Deuterium im Körper zusammenrechnen, bei etwa dem Neunfachen (nach Gewicht) der Magnesiummenge und dem Vierfachen (nach Gewicht) der Calciummenge. Und niemand bestreitet, dass Magnesium und Calcium eine wichtige Rolle für unsere Physiologie und Gesundheit spielen.

Diese Forscher stellten fest, dass Deuterium wichtige biologische Funktionen hat. Konkreter ausgedrückt: Wasserstoff hat viele wichtige biologische Funktionen, und wir stören diese wichtigen biologischen Funktionen umso stärker, je mehr Wasserstoff wir durch Deuterium ersetzen. So scheint der Spiegel von Deuterium in der Zelle ein wichtiger Faktor bei der Auslösung der Zellteilung oder Mitose zu sein. Ohne Deuterium teilen sich die Zellen weniger leicht; je mehr Deuterium, desto rascher die Zellteilung.[4] Und bekanntlich ist eine rasche oder sogar unkontrollierte Zellteilung eines der grundlegenden Kennzeichen von Krebszellen.

Die Forscher stellten auch fest, dass Wasserstoff die wichtigste »Zutat« bei den Stoffwechselwegen der oxidativen Phosphorylierung darstellt, durch die in den Mitochondrien ATP gebildet wird. Je mehr Deuterium in der Zelle vorhanden ist, desto weniger Wasserstoff enthält sie und desto ineffektiver verläuft die ATP-Bildung. Da ATP für die richtige Strukturierung des intrazellulären Wassers erforderlich ist, ist ATP-Mangel eines der wichtigsten Kennzeichen des Krebsprozesses. Das Wasserstoffdefizit erklärt folglich die Fehlfunktion der Mitochondrien, die dem Warburg-Effekt zugrunde liegt. Schließlich, und das ist vielleicht das Wichtigste, unterscheidet sich das Deuteriummolekül nach Größe und Form vom Wasserstoffmolekül und daher auch D_2O von H_2O. Die Folge ist, dass die aus D_2O gebildeten intrazellulären Gele wichtige Zellfunktionen nicht annähernd so effektiv steuern wie die aus H_2O. Es kommt zu Fehlern bei der Zellteilung, die Ladung der Zelle wird schwächer, das Energiegefälle zwischen Zellinnerem und Zellumgebung ist weniger ausgeprägt, und die als Empfänger fungierenden kristallinen Gele sind deformiert. Im Endergebnis gleicht die Zelle einem falsch eingestellten Radio und neigt zu unterschiedlichen Krankheiten, unter anderem Krebs.

Das ist natürlich meine Theorie, aber sie gründet sich auf Studien über Frauen mit Brustkrebs im fortgeschrittenen Stadium, die entweder eine onkologische Standardbehandlung oder zusätzlich DDW erhielten. In der Studie wurde nachgewiesen, dass die Ergebnisse bei den Frauen, die zusätzlich zu dieser Therapie DDW zu sich nahmen, besser waren. Bei den Behandlungsstrategien, die in den letzten 50 Jahren entwickelt, »perfektioniert« und mit Milliardenbeträgen gefördert wurden, liegt die durchschnittliche Überlebenszeit einer typischen Patientin mit Brustkrebs im Stadium IV auch heute noch bei nur 12–31 Monaten.[5] Allein durch die Ergänzung der Behandlung mit DDW in etwas geringerer Konzentration als in natürlichem Gletscherwasser verlängert sich ohne irgendwelche weiteren Maßnahmen die Überlebenszeit für dieselben Patientinnen auf 52 Monate.[6]

Studien an Frauen mit Brustkrebs im Frühstadium zeigen, dass ihre mittlere Überlebenszeit bei konventioneller Behandlung im Allgemeinen 15–16 Jahre beträgt. Behandelt man die Frauen einmal 6 Monate lang zusätzlich mit DDW, steigt die mittlere Überlebenszeit auf 18,1 Jahre. Gibt man ihnen in den ersten 5 Jahren zweimal 6 Monate lang DDW, steigt ihre mittlere Überlebenszeit auf 24,4 Jahre.[7] Es ist ja gut möglich, dass ich den Wirkmechanismus von DDW bei der Verbesserung der Prognose von Krebspatienten noch nicht ganz verstehe. Es ist nicht nur gut möglich, ich bin mir sogar sicher, dass das der Fall ist. Die wahre Frage ist aber doch: Warum reichen solche Ergebnisse, die in der schulmedizinischen begutachteten Fachliteratur veröffentlicht wurden, der onkologischen Fachwelt nicht für die Schlussfolgerung, dass sie zwar den Mechanismus nicht versteht, es aber vielleicht an der Zeit wäre, ihn zu untersuchen?

In einer anderen Studie über die Wirkung von DDW bei Krebspatienten untersuchten die Forscher Männer mit Prostatakrebs. Im ersten Teil der Studie nahmen 44 Männer mit Prostatakrebs in verschiedenen Stadien an einem Versuch teil, bei dem 22 der Männer konventionell und die anderen 22 mit DDW behandelt wurden. Bei den Letztgenannten reduzierte sich das Prostatavolumen netto auf ein Drittel (das heißt, ihre Prostata schrumpfte auf eine normalere Größe), bei 15 der 22 sank der PSA-Spiegel, und nur 2 starben. Im Gegensatz dazu kam es in der Gruppe mit der konventionellen Behandlung in keinem Fall zu einer Nettoverringerung des Prostatavolumens, nur bei 9 der 22 Männer sank der PSA-Spiegel, und neun der Patienten starben. All diese Ergebnisse waren statistisch signifikant.[8] Die Forscher untersuchten überschlägig die mittlere Überlebenszeit bei mit DDW behandelten Patienten mit Prostatakrebs im Vergleich zu Kontrollgruppen. Wieder lag bei ansonsten ähnlichen Gruppen die mittlere Überlebenszeit bei den konventionell Behandelten bei 15–20 Monaten, während die mit DDW behandelte Gruppe eine mittlere Überlebenszeit von 64,8 Monaten aufwies.[9] Eine weitere Informationsquelle, die zu neuen Erkenntnissen und neuen Therapien für eine Reihe von Erkrankungen führen könnte, sind Veröffentlichungen verifizierter Fallstudien zu einer bestimmten Therapie. In einer dieser Veröffentlichungen wird von vier Patienten mit Lungenkrebs im Stadium IV berichtet, die durch eine Behandlung ausschließlich mit DDW eine dauerhafte Remission erreichten.[10]

Wir sind noch nicht so weit, dass wir wirklich verstehen, wie DDW eine so durchschlagende Wirkung auf das Leben von Krebspatienten haben kann, aber ein Hinweis stammt von dem weltweit wichtigsten Experten für Wasser, Dr. Gerald Pollack.

Dr. Pollack hat das Wasser der meisten berühmten Heilquellen der Welt gründlich untersucht. Eines seiner Ergebnisse lautet, dass all diese Arten von Wasser, darunter auch einige Formen von DDW, eine charakteristische maximale Lichtabsorption im 270-Nanometer-Bereich aufweisen. Dieser Bereich liegt eben unterhalb der Wellenlänge des sichtbaren Lichts, und die Bindungswinkel von Wasserstoff (oder Deuterium) mit Sauerstoff weisen einen charakteristischen Grad auf. Eine gute Entsprechung sind die Bindungswinkel der Kohlenstoffatome in einem Diamanten, die charakteristisch nur für den Diamanten sind und völlig anders als die in einem Stück Kohle. Die Elemente, aus denen die Substanzen bestehen, sind identisch, aber ihre Form ist eine andere, und offensichtlich ist die Form alles – zumindest alles, was über die charakteristischen Merkmale einer Substanz entscheidet. (Sie glauben mir nicht? Dann schenken Sie Ihrer Verlobten einen Ring mit einem Stück Kohle darin und warten Sie ab, was passiert.) Die vorläufige Schlussfolgerung lautet: Haben die Bindungswinkel des Wassers eine maximale Absorption von 270 Nanometer, hat dieses Wasser Heilkraft. Wenn die maximale Absorption nicht bei 270 Nanometer liegt, kann und wird das Wasser nicht heilend wirken. Möglicherweise gibt es verschiedene Wege, wie das Wasser diese Struktur erlangen kann, und einer davon könnte die Senkung des Deuteriumgehalts im Wasser sein. Auch die Einwirkung einer Energie von außen auf das Wasser wie in Lourdes ist anscheinend ein solcher Weg.

Das letzte Teilchen im DDW-Puzzle ist Folgendes: Wie erklären wir die Beziehung zwischen DDW und der ketogenen Diät? Der Austausch von Wasserstoff gegen Deuterium verändert natürlich die Struktur jedes Moleküls, zu dem ein solches Wasserstoff/Deuteriumatom gehört. Fette sind aufgrund ihrer empfindlicheren und präziseren räumlichen Konfiguration nicht imstande, Deuterium in ihre großen Moleküle einzubauen. Das Deuterium hat einfach keinen Platz in der Form, die zur Bildung des Fettmoleküls nötig ist. Kohlenhydrate dagegen gliedern Deuterium problemlos in ihre weniger präzise, gefaltete Struktur ein. Eine gute Analogie in diesem Fall ist die Vorstellung, dass Ihr Kind eine Lego-Skulptur mit den üblichen Lego-Steinen aus Plastik baut, und Sie beschließen, billigere Steine aus Pappe dazuzukaufen. Sie sehen ähnlich aus und passen auch ungefähr in das Bauwerk, aber nicht so ganz. Ihr Kind kann vielleicht sehr einfache Sachen konstruieren (Kohlenhydrate), aber bei dem Versuch, komplexere Gebilde zu erschaffen (Fette), stürzen die billigen Pappstücke einfach in sich zusammen. Nicht nur wird Ihre Tochter oder Ihr Sohn sauer auf Sie sein, weil Sie billige Lego-Steine gekauft haben, sie oder er wird es Sie wahrscheinlich auf die Dauer auch büßen lassen (mit Quengelei oder der Forderung nach einem größeren Lego-Set). In ähnlicher Weise bilden Sie, wenn Sie Kohlenhydrate als Energiequelle verbrennen, eine Menge Deuterium, das in das Wasser in Ihrem Körper eingebaut wird, und auf lange Sicht werden Sie das mit schlechter Gesundheit büßen. Nutzen Sie dagegen Fett als Energiequelle, wie bei der ketogenen Diät, reduzieren Sie auf natürliche Weise das Deuterium in Ihrem Körper, mit all den positiven Auswirkungen, die das für die Struktur des intrazellulären Wassers und Ihre Gesundheit insgesamt hat.

Bevor ich untersuche, was das für Kräfte sind, die das Wasser in unserem Körper und unseren Zellen vielleicht beeinflussen können, müssen wir noch einen kurzen Abstecher zu einem interessanten »Ergänzungsmittel« machen, das man in gewisser Weise als DDW in Pillenform betrachten kann. Danach können wir uns dem zuwenden, was bisher über den direkten Einsatz von Wasser-/ätherischen/negentropen Kräften zur Schaffung dieser charakteristischen heilenden Struktur des intrazellulären Gels bekannt ist.

Kapitel 10

NADH

Unter den zahlreichen Nahrungsergänzungsmitteln, die von Krebspatienten verwendet werden und in manchen Fällen auch positive Wirkungen zeigen, sticht eines besonders hervor. Mein Interesse an NADH rührt zum einen daher, dass es im Lauf seiner einmaligen und interessanten Geschichte bei Menschen mit sehr unterschiedlichen Symptomen geholfen hat, zum anderen aber auch daher, dass die Grundprinzipien seiner Anwendung mit den Grundgedanken dieses Buches übereinstimmen. NADH, auch bekannt unter dem Namen Nicotinamid-Adenin-Dinucleotid, ist eine natürliche Substanz, die in unserem Körper vorkommt. Es ist die biologische Gestalt von Wasserstoff. Mit anderen Worten, ich spreche zwar von der Rolle des Wasserstoffs im Körper, aber in Wirklichkeit gibt es in keinem biologischen System isolierte Wasserstoffmoleküle. Wasserstoff ist in einer nahezu unendlichen Vielfalt von Verbindungen enthalten, zum Beispiel in Wasser und ATP und ebenso in jedem Fett und Protein im Körper. NADH ist die biologische Substanz in unseren Zellen, die den Wasserstoff zu den Mitochondrien transportiert, wo er als Energielieferant für die oxidative Phosphorylierung und zur Bildung von ATP und intrazellulärem Wasser dient. Im Wesentlichen muss sich der Sauerstoff, den wir über die Atmung aufnehmen, mit dem Wasserstoff aus dem NADH verbinden, damit ATP und Wasser entstehen können. Vor allem aber ist NADH häufig der limitierende Faktor bei der Bildung von ATP und Wasser in der Zelle. Das heißt, wir verfügen im Allgemeinen über ausreichende Mengen der anderen für die Bildung von ATP und Wasser in unseren Mitochondrien notwendigen chemischen Substanzen; aber das NADH ist die Substanz, die diese Reaktionen begrenzt. Und natürlich führt ein ATP-Mangel zu zahlreichen verschiedenen Krankheitszuständen.

Der zweite wichtige Aspekt ist, wie Rudolf Steiner einmal sagte, dass das gesündeste Wasser in unseren Zellen das ist, das wir selbst erzeugen. Wenn wir Wasser trinken – und daraus wird unser intrazelluläres Wasser gebildet –, dann nehmen wir auch die vielen Verunreinigungen, insbesondere Deuterium, auf, die sich in den meisten Quellen von Trinkwasser finden. Wenn dagegen unser intrazelluläres Wasser größtenteils aus dem Wasser stammt, das durch die Enzymreaktionen im Zuge der oxidativen Phosphorylierung gebildet wird, wird dieses Wasser die chemische Zusammensetzung der miteinander reagierenden Moleküle widerspiegeln. Soweit ich weiß, ist diese These nie bewiesen, ja nicht einmal untersucht worden. Meine Vermutung allerdings wäre, dass die Moleküle von NADH komplex sind, genau wie die von Fett, dass es ausschließlich Wasserstoff in seine Struktur einbaut und auch statt des Wasserstoffs kein Deuterium verwerten kann. Wenn das zutrifft, dann hat, wie Steiner sagte, das Wasser, das wir selbst bilden, von Natur aus einen geringen Deuteriumgehalt, und das wäre ähnlich wie der Konsum von DDW (aber noch besser).

Für Fette ist dies bereits erwiesen; wenn sie in unseren Zellen verstoffwechselt werden, bilden wir DDW. Vermutlich trifft es auch zu, dass wir mit ausreichenden NADH-Reserven in den Zellen auf natürliche Weise die Menge an DDW in unseren Zellen erhöhen, mit all den damit verbundenen positiven gesundheitlichen Auswirkungen, die ich in Kapitel 9 skizziert habe.

Unter der Leitung von Dr. George Birkmayer entwickelte das österreichische Birkmayer-Institut eine reduzierte (hydrierte) Form von NADH und verwendet sie seit Jahrzehnten, vor allem bei der Behandlung von Patienten mit neurodegenerativen Erkrankungen wie der Parkinsonkrankheit. Anfangs musste NADH ausschließlich intravenös gegeben werden, weil der Magen-Darm-Trakt oral aufgenommenes NADH rasch abbaut. Im Laufe der Zeit gelang es jedoch dem Birkmayer-Institut, ein NADH-Präparat zur oralen Anwendung zu entwickeln und patentieren zu lassen, das therapeutisch ebenso wirksam ist wie das IV-Präparat. Damit konnten sehr viel mehr Menschen von einem Medikament profitieren, das auch über neurodegenerative Störungen hinaus bei einem breiten Spektrum von Krankheiten angesagt ist.

Vielen Menschen, und besonders vielen Ärzten, fällt es schwer zu verstehen, wie man mit einem einzigen Heilmittel oder einer einzigen Maßnahme so unterschiedliche Leiden wie Parkinsonkrankheit, chronisches Erschöpfungssyndrom und Krebs behandeln kann. Die Antwort sollte inzwischen klar sein: Die Gesundheit unserer Zellen und Gefäße und damit unseres Körpers beruht auf der richtigen Strukturierung unseres intrazellulären Wassers. Dabei spielen viele Faktoren eine Rolle: Die beiden wichtigsten sind zum einen, dass unsere Mitochondrien genügend ATP bilden können, das mit unseren Proteinen zur Strukturierung unseres Wassers interagieren kann, und zum anderen die Reinheit des Wassers. Zwischen NADH und diesen beiden Faktoren besteht eine unmittelbare Wechselwirkung, was seinen Wirkmechanismus und seine therapeutischen Wirkungen erklärt.

NADH ist eines der am gründlichsten untersuchten Moleküle der Molekularbiologie; in Tausenden von Literaturvermerken wird auf seine vielfältigen biologischen Wirkungen Bezug genommen. Leider gibt es meines Wissens keine klinischen Studien, die den Wert von Birkmayers Behandlungsprotokoll mit oral verabreichtem NADH bei Krebspatienten nachweisen, aber Dr. George Birkmayer hat eine Zusammenfassung der Versuchsergebnisse seiner Klinik mit Krebspatienten publiziert (siehe Tabelle 10.1).[1]

Tabelle 10.1. **Versuche mit NADH bei Krebspatienten**

Krebstyp	**Fallzahl**	**Ergebnis Tumor-regression**	**Ergebnis tumorfrei**
Prostatakrebs	17	10	7
Brustkrebs	5	3	2
Glioblastom	2	1	1
Non-Hodgkin-Lymphom	3	2	1
Kleinzelliger Lungenkrebs	3	1	2
Darmkrebs	4	1	3
Magenkrebs	1	1	-
Bauchspeichel-drüsenkrebs	1	1	-

Natürlich ist vieles bisher nicht geklärt, unter anderem hinsichtlich der Reproduzierbarkeit, des Fehlens kontrollierter Studien, der Überlebenszeiten und anderes mehr. Aber die wichtige Frage bleibt doch: Wenn glaubwürdige Ärzte und Forscher von solchen Ergebnissen berichten und begutachtete Fachzeitschriften zahlreiche Artikel bringen[2], die die Grundmechanismen beschreiben, wie und warum NADH sich positiv auf den Krebsprozess auswirkt, warum werden nicht wenigstens 0,5 Prozent unseres Krebsforschungsbudgets schnellstens umgewidmet, um dieses Heilmittel zu untersuchen? Da gibt es vielleicht eine natürliche, nicht toxische, körpereigene Substanz, über deren Wirkungsweise eine plausible mechanistische Analyse publiziert wurde – und doch wird sie von der Mainstream-Onkologie vollkommen ignoriert. Das ist schon mehr als erstaunlich.

Dr. Birkmayer war so freundlich, mir die Berichte über drei Krebspatienten zukommen zu lassen, die er in seiner Klinik behandelt hat. Der erste war ein 48-jähriger Mann mit einem durch Magnetresonanztomographie (MRT) und Biopsie nachgewiesenen kleinzelligen Bronchialkarzinom, der 5 Monate lang mit Bestrahlung und Chemotherapie behandelt worden war, ohne dass die Tumormasse sich verringerte. Er begann eine Behandlung mit NADH, der Tumor schrumpfte und war 1 Jahr nach der Diagnose nicht mehr nachweisbar. Jetzt, nach 12 Jahren, ist der Patient noch am Leben, ist es geht ihm gut und er nimmt weiterhin NADH. In einem anderen Fall hatte sich ein 56-jähriger Mann mit anaplastischem B-Zellen-Non-Hodgkin-Lymphom im Stadium 2B erfolglos einer Behandlung mit Chemotherapie und Bestrahlung unterzogen. Er lehnte eine weitere konventionelle Behandlung ab und begann mit NADH. 2 Jahre später zeigte er keine Anzeichen der Krankheit mehr, und zu dem Zeitpunkt, an dem ich dies schreibe, lebt er und ist wohlauf. Und schließlich berichtete Dr. Birkmayer mir von einem Patienten, bei dem ein Tumor in der Medulla (dem Hirnstamm) diagnostiziert worden war. Der Patient lehnte eine Chemotherapie ab und begann mit NADH. In einem CT 6 Monate später ließ sich kein Tumor mehr nachweisen. 6 Jahre später lebt der Patient immer noch und erfreut sich bester Gesundheit.

Diese Berichte sind zwar keine »Beweise«, aber die Frage bleibt: Warum sind angesichts der Seltenheit dauerhafter Remissionen bei Krebspatienten solche Resultate nicht Grund genug für eine umfassende Untersuchung von NADH, damit wir die Menschen bei ihrem Kampf gegen den Krebs vielleicht besser unterstützen können?

Kapitel 11

Energetische Kräfte des Lebens

Zu Beginn dieses Buches habe ich versucht zu zeigen, dass Krebs eine Erkrankung des Zytoplasmas und nicht des Zellkerns ist. Als Nächstes habe ich mich mit der Struktur und den Eigenschaften des Zytoplasmas befasst und zu verdeutlichen versucht, dass es im gesunden Zustand aus strukturiertem Wasser (oder Wasser in der Gelphase) besteht. Dann legte ich meine These dar, dass strukturiertes Wasser die Essenz oder der Träger dessen ist, was als Lebenskraft, als Ätherleib (Steiner), als negentrope Kraft (Schrödinger), sogar als Chi (Chinesische Medizin) oder Prana (Ayurvedische Medizin) bezeichnet wurde. Anders gesagt: Leben ist Wasser plus Substanz, die zum Leben erweckt wird. So esoterisch das auf den ersten Blick scheinen mag, habe ich doch die These vertreten, dass wir alle ein intuitives Gespür dafür haben, dass Leben mehr ist als unbelebte Substanz. Hier waltet eine Kraft, eine Lebenskraft, und sie kann nur durch das Medium Wasser wirken.

Gesundheit bedeutet eine gute Ausformung des kristallinen Gels in unseren Zellen. Sind wir gesund, erzeugen wir leicht die Energie, die wir brauchen, wir laden unsere Zellen auf, wir binden die richtige Menge und Art von Proteinen aus unserer DNA, und Tausende weiterer Zellfunktionen laufen reibungslos ab. Wenn unsere Gele jedoch deformiert sind, etwa durch Gifte wie DDT oder Glyphosat, durch Strahlen, elektromagnetische Kräfte, Aluminium in Impfstoffen oder sogar durch destruktive Gedanken oder Gefühle, werden wir anfälliger für Krankheiten. Heilung ist im Kern die Wiederherstellung der Integrität der intrazellulären Gele, die Wiederherstellung ihres richtigen kristallinen Zustands. Wenn ich von »richtigem kristallinen Zustand« spreche, so ist damit ein Zustand gemeint, der auf einer allgemeinen menschlichen Blaupause basiert, die aber jeweils individuell modifiziert wird und in jedem Menschen eine einzigartige Ausprägung hat. Anders ausgedrückt: Es gibt eine »normale« Konfiguration des intrazellulären Gels, aber jeder von uns modifiziert sie bis zu einem gewissen Grade, um seine oder ihre einzigartige Individualität auszubilden.

Die Maßnahmen, die ich in diesem Buch behandele, sind bei einer Reihe von Erkrankungen, darunter auch Krebs, erfolgreich angewandt worden, und jede ist in ihrem Kern – und auf ihre Weise – ein Versuch, die intrazellulären Gele eines Patienten in einen funktionsfähigeren Zustand zurückzuversetzen. Gerson erreichte dies durch Entgiftung und Wiederherstellung der Na+/K+-Verteilung zu beiden Seiten der Zellmembranen. DDW bewirkt es, indem es den kranken Menschen mit dem richtigen Wasser versorgt, statt mit dem für unsere Stoffwechselfunktionen so problematischen schweren Wasser. Die Wirkung von NADH beruht auf seiner Funktion als Lieferant von zellulärem Wasserstoff, und damit des Rohmaterials für die Produktion von reinem intrazellulärem H_2O.

Nachdem wir nun die Gele gereinigt, die Ionenverteilung vom Inneren zum Äußeren der Zelle wiederhergestellt und den Patienten mit gesundem Wasser versorgt haben, wenden wir uns im letzten Schritt direkt dem Wesen dieser Lebenskraft zu und stellen uns die Frage: Wie können wir diese Kraft unmittelbar am kranken Menschen anwenden? Ist das möglich, und, wenn ja, wie würde es aussehen? Mit anderen Worten: Können wir, wenn wir erst einmal saubere Zellen und gesundes Wasser im Körper haben, diese Kraft direkt einsetzen, um den Betreffenden so zu »organisieren«, dass er wieder zu einem gesunden, zusammenhängenden Ganzen wird? Diese Frage beschäftigt einige der größten Mystiker, Philosophen und Heiler seit Jahrtausenden. Die Erörterung dieser Art von Intervention ist am anspruchsvollsten – es spielen viele Dinge hinein, die wir einfach noch nicht verstehen, zudem klaffen in ihrer Geschichte und der diesbezüglichen Forschungsliteratur gewaltige Lücken –, aber ich glaube, es ist auch einer der erfolgversprechendsten Wege, den wir einschlagen können, denn damit kommen wir unmittelbar zum Kern der intrazellulären Matrix und der Lebenskraft selbst, und wir täten gut daran, ihren möglichen Nutzen so eingehend wie möglich zu erforschen.

In diesem Kapitel beschränke ich mich darauf, die Geschichte der Anwendungen dieser Lebenskraft in der modernen Zeit, in erster Linie in Europa und Nordamerika, zu schildern. Natürlich begann die Arbeit mit den Kräften des Lebens nicht erst im Europa oder Nordamerika des 20. Jahrhunderts; tatsächlich deckt dieser zeitliche Rahmen ihre reiche Tradition nicht annähernd ab. Lebenskraft ist der Kern der Chinesischen Medizin, der schamanischen Heiltraditionen und der europäischen Homöopathie. Aber der Kürze und Klarheit halber werde ich mich auf die jüngere westliche Geschichte und die Entdeckungen beschränken, die sie für uns bereithält.

Die erste bekannte Persönlichkeit, die sich dafür aussprach, »Energie«, in diesem Fall speziell elektromagnetische Felder, zur Beeinflussung von Krankheitsprozessen einzusetzen, war vermutlich Nikola Tesla. Obwohl Tesla viele wichtige Entdeckungen gemacht hat, die für die moderne Welt bereits Früchte getragen haben, kam er mit seinen Vorstellungen zur Nutzung von Energie zu Heilzwecken nie sehr weit. Er legte nur den Samen, dessen Früchte wir noch einbringen müssen.

Ein obskurer Wissenschaftler namens Royal Rife (1888–1971) brachte die Dinge ein bisschen weiter voran. Rife war Biologe,

Ingenieur und Erfinder, er lebte Anfang des 20. Jahrhunderts in der Nähe von San Diego. Mitte der 30er-Jahre erlangte er endlich Anerkennung für die Erfindung eines leistungsfähigen neuen Mikroskops, das dieselbe Auflösung hatte wie moderne Elektronenmikroskope sowie die Fähigkeit, lebende Gewebe, Zellen und Organismen zu untersuchen – im Gegensatz zu den modernen Elektronenmikroskopen, bei denen man die Gewebe, Zellen oder Organismen erst abtöten und einfärben muss, um sie sichtbar zu machen. Rifes Mikroskop war mehrere Hundert Mal stärker als jedes andere Mikroskop zur damaligen Zeit und eröffnete damit ganz neue Möglichkeiten der Erforschung von Mikroorganismen und lebenden Zellen.

Leider passte das, was Rife unter seinem Mikroskop beobachtete, nicht zu den herrschenden Theorien über die Rolle, die Mikroben in Gesundheit und Krankheit spielen. Zu seiner Zeit genau wie heutzutage behauptete die Theorie von den Krankheitserregern, dass Bakterien und Viren, jedes mit eigenem Lebenszyklus und Geschichte, andere Organismen, wie zum Beispiel uns, infizieren und dadurch krank machen. Allerdings dachte man damals, beispielsweise der Streptokokkenbazillus könne nur in seiner normalen einzelligen Form existieren, entweder in unserem Hals oder außerhalb davon, und in unserem Hals würde er uns krankmachen. Rife allerdings sah unter seinem Mikroskop, dass einige Bakterien *pleomorph* sind, das heißt, verschiedene Formen annehmen können, und dass die Form, die sie herausbilden, von ihren jeweiligen Lebensbedingungen abhängt. Zu bestimmten Zeiten nehmen einige Bakterien eine infektiöse Form an, die Form, nach der die moderne Wissenschaft sucht und die sie erkennt. Unter anderen Bedingungen können die Bakterien Sporen bilden. Unter wieder anderen Bedingungen könnte ein Organismus die Form einer Hefe (also eines Pilzes) erkennen lassen. Die Form, die sich entwickelte, hing von den Wachstumsbedingungen des Wirts oder

Mediums ab, in dem der Organismus gewachsen war. Mit der Zeit konnte Rife dies mit seinem Mikroskop auch zahlreichen interessierten und wissbegierigen Ärzten demonstrieren, von denen viele in Augenzeugenberichten seine Behauptungen bestätigten.

Rifes Erkenntnisse sind von ungeheurer Bedeutung für die Mikrobiologie und die Medizin. Wie Rife herausfand, konnte er durch Manipulation des Wachstumsmediums die Form bestimmen, die der Organismus annahm. Er konnte zeigen, dass »infektiöse« Krankheiten nicht so sehr von äußeren Bedingungen abhängen (obwohl eine Exposition zu irgendeinem Zeitpunkt erforderlich ist), sondern vielmehr eine Frage des »Terrains« sind, womit er die Bedingungen im Körper und im Geist meinte, oder vielleicht genauer, im Wasserleib. Anders gesagt: Bei einem bestimmten pH-Wert oder einer bestimmten Sauerstoffspannung bildet sich eine Sporenform. Bei einem anderen pH-Wert oder einer anderen Sauerstoffspannung (oder Wasserstruktur) entsteht die Hefeform. Das ist ein revolutionärer Paradigmenwechsel in unserer Sicht und bei der Behandlung von Infektionskrankheiten, einer, den die moderne Medizin heute erst noch in seinem vollen Umfang verstehen und würdigen muss.

Damals, in den 30er-Jahren, war Rife überzeugt, dass alle Patienten mit Krebs eine bestimmte Art bakterieller Sporen in ihren Zellen trugen, besonders in den Krebszellen. Er glaubte, die Ursache von Krebs gefunden zu haben, oder zumindest die Form eines Organismus, die in den Zellen eines Menschen, der an Krebs leidet, immer vorkommt. Obwohl Rife in dieser Hinsicht irrte, lag er meines Erachtens genau richtig mit seiner entschiedenen Meinung, der Zustand der Zelle (besonders der Zustand der Gelmatrix) beeinflusse, ja bestimme sogar die Form, die ein Mikroorganismus annehmen wird. Damit wissen wir jetzt, dass jede Zelle und jeder Gewebetyp in engster Verbindung mit einer nahezu unendlichen Zahl von Mikroorganismen steht – Mikroorganismen, die im Brustgewebe, in unserem Gehirn, sogar unter unseren Augenlidern leben – und dass die Form, die diese Organismen herausbilden, weitestgehend von dem Umfeld beeinflusst wird, in dem sie leben.

Für Rife als Elektro- und Maschinenbauingenieur bestand der nächste Schritt darin, die in den Krebszellen gefundenen Sporenformen einem »Plasmafeld« auszusetzen, das die Organismen sogar in ihrer Sporenform zerstören sollte, in der sie am widerstandsfähigsten sind. Er entwickelte ein Gerät – ein Instrument, das, soweit ich das sagen kann, weder nachbaubar noch ganz verständlich ist –, das die Sporenform der »Krebsbakterien« in Petrischalen zuverlässig zerstörte. Das konnte er mit seinem Mikroskop feststellen. Andere Ärzte bestätigten diese Beobachtung. Dann tat er den alles entscheidenden Schritt und setzte krebskranke Tiere seinen Plasmafeldern aus. Er berichtete von hohen Heilungsraten bei den infizierten Tieren.

Der nächste Schritt war natürlich, seine Technik bei Menschen anzuwenden, die an Krebs litten. Spätestens an diesem Punkt erhebt sich eine verständliche Skepsis. Es ist schwer nachvollziehbar, was genau Rife tat, und wir verstehen auch nicht ganz, mit welchem Energiefeld er arbeitete. Dennoch finde ich seine Arbeit wichtig und den Versuch wert, sie zu verstehen, denn immerhin lässt sich sagen, dass er und andere nicht nur diese Sporenform – was auch immer sie letzten Endes war – beobachten konnten, sondern auch eine Energiefrequenz ausfindig machten, die sie »sprengte«. Bei diesem Verfahren schienen selbst Tiere (und in einigen Fällen auch Menschen) zu genesen. Rifes Arbeit ist nebulöser, als mir lieb ist, aber sie ist auch eines der deutlichsten Beispiele für den Einsatz von Energie zur raschen Zerstörung von Krebs. Angesichts dieser Tatsache verdient seine Arbeit meines Erachtens Anerkennung, und man sollte sie weiter erforschen, um ihr Potenzial besser zu verstehen.

Wie kann sie der exakten Wissenschaft in irgendeiner Weise als Grundlage dienen, wenn wir gar nicht recht verstehen, worum genau es sich bei Rifes Plasmafeld eigentlich handelte, wenn die Berichte darüber im Dunkel der Vergangenheit liegen und die Fälle, selbst wenn sie sich so zugetragen haben, als Einzelfälle abgetan werden? Einige Ärzte, die damals mit Rife zusammenarbeiteten, waren sich darüber im Klaren, wie umstritten diese Arbeiten waren. Aus diesem Grund gründeten sie eine Kommission aus fünf Ärzten und Pathologen aus allen Teilen des Landes, die Rifes Experiment an sechzehn Patienten mit Krebs im Endstadium überwachen und dokumentieren sollten. In den Berichten über diese Versuche wird behauptet, dass vierzehn der sechzehn todkranken Krebspatienten durch die Behandlung mit Rifes Plasmagerät geheilt wurden.

Arthur W. Yale stellte fest: »Mr. Rife ist es gelungen, eine Schwingungsfrequenz zu finden, die die verschiedenen eindringenden Organismen im Körper abtöten kann … In seiner fast 2-jährigen Arbeit mit diesem Gerät wurde der Verfasser zu seiner Zufriedenheit selbst Zeuge, dass bei dauerhafter Behandlung der Patienten jeder maligne Tumor verschwand.«[1]

Ein anderer Arzt erklärte: »Ich legte meine Hand auf seinen Magen, der ein einziger fester, etwa herzförmiger Klumpen war, so groß, dass ich ihn eben mit meiner Hand bedecken konnte. Er war vollkommen hart! Und ich dachte mir, nun ja, da ist wohl nichts zu machen. Aber er wurde mit den Rife-Frequenzen behandelt und erholte sich zu meinem Erstaunen binnen 6 Wochen oder 2 Monaten allmählich bis zur völligen Genesung.«[2]

Robert J. Houston war ein Kollege von Rife, der den Wert solcher Einzelfälle für die Suche nach den Ursachen und der Behandlung von Krebs verteidigte. »Bei Krebs gibt es Fallstudien von höherer Validität als bei anderen Krankheiten. Die Zahl der Spontanremissionen bei Krebs ist extrem niedrig, so niedrig, dass sie praktisch gleich Null ist. Selbst wenn Sie also nur wenige Fälle haben, im Grunde genommen schon bei zwei Fällen, haben Sie eine solide Basis. Deswegen halte ich das, was als Einzelfälle abgetan wird, sogar für eindrucksvolles Beweismaterial, wenn es um Krebs geht, weil Fallstudien sehr viel detailliertere Informationen liefern, als das bei einer klinischen Studie möglich ist.«[3]

Obwohl das Hauptgewicht bei Rifes Behandlungsverfahren darauf lag, das Plasmafeldgerät so lange laufen zu lassen, bis er sehen konnte, dass die Bakteriensporen zerstört waren, sagte Rife selbst über diese Behandlungen: »In Wirklichkeit sind es nicht die Bakterien als solche, die die Krankheit verursachen, vielmehr wird sie durch die Wirkung der chemischen Bestandteile dieser Mikroorganismen auf den unausgewogenen Zellstoffwechsel im menschlichen Körper verursacht. Zudem glauben wir, dass der menschliche Körper bei einem wirklich ausgewogenen oder ausgeglichenen Stoffwechsel für keinerlei Krankheit anfällig ist.«[4]

Ich interpretiere die Geschichte von Royal Rife dahin gehend, dass er bei todkranken Krebspatienten durch die Behandlung mit dem Plasmafeld des Rife-Geräts bewiesenermaßen eine Remission der Krankheit erreichte. Anscheinend konnte er in seinem Mikroskop mit einer Auflösung, die der der gängigen Mikroskope der damaligen Zeit weit überlegen war, tatsächlich mit eigenen Augen sehen, dass die Organismen, die er mit Krebs assoziierte, verschwanden und der Patient sich folglich erholen konnte. Und als letzter Punkt: Obwohl die visuelle Dokumentation der pleomorphen bakteriellen Lebensformen den Schwerpunkt seines Lebenswerkes bildete, war er davon überzeugt, dass es das intrazelluläre Milieu im Körper des Patienten war, das diesen Krebssporen erlaubte, sich zu entwickeln. Meines Erachtens sprechen Rife und ich, wenn man den Begriff *Plasmafeld* durch *Lebens-/Äther-/negentrope* Kraft ersetzt, von ein und derselben Sache.

Im Lauf der Zeit geriet Rifes Arbeit in den Blick der medizinischen Behörden, und er wurde angewiesen, seine Arbeiten einzustellen. Das Fachgebiet der elektromagnetischen Medizin in der Onkologie und der Einsatz der Plasmawellentechnik bei Krebspatienten lagen brach und traten erst in den 60er-Jahren mit einem Franzosen namens Antoine Prioré (1912–1983) wieder in Erscheinung.

Prioré, der in erster Linie Erfinder, Physiker und Ingenieur war, entwickelte ein Plasmastrahlengerät, das möglicherweise als Erstes mit konjugierten Wellen arbeitete und mit dem – wie ich es verstehe – der Heiler die Energiewellen des Gerätes so steuern kann, dass sie mit der Energie des Patienten in Übereinstimmung sind. Stellen Sie sich das vor wie eine Stimmgabel und den Patienten wie ein Klavier. Wenn man die genaue Resonanzfrequenz finden kann, verstärkt die Stimmgabel den Klang der Note, die man anschlägt. Während Rife mit destruktiven Frequenzen arbeitete, um den Körper von der Sporenform der Bakterien zu befreien, die seiner Meinung nach am Krebsprozess mitwirkten, nutzte Prioré resonante Frequenzen des Plasmafeldes, um die Lebenskraft des Patienten zu unterstützen. Augenzeugenberichten zufolge gelang es beiden, Krebs bei Versuchen an Tieren und Menschen rückgängig zu machen.

Im Zusammenhang mit Priorés Arbeiten erschienen im Laufe von 2 Jahrzehnten zahlreiche Berichte von Krebsheilungen bei Tieren, besonders Leukämie, aber nur wenige Berichte zu menschlichen Versuchspersonen. Wie im Fall von Rife kam es auch hier zum Konflikt mit den medizinischen Behörden in Frankreich, und Priorés Arbeit wurde gestoppt, kurz bevor größere klinische Studien an menschlichen Patienten durchgeführt werden konnten.

Bevor ich zu den modernen »Energiegeräten« komme, möchte ich wiederholen, dass es nie Absicht dieses Buches war, eine abgeschlossene Theorie oder einen umfassenden Behandlungsplan vorzulegen. Ich möchte deutlich machen, dass es nach 50 Jahren und einem Milliardenaufwand für die Erforschung einer bestimmten Sichtweise auf Krebs ganz dringend an der Zeit ist, umzusteuern und unseren Horizont zu erweitern. Stellen Sie sich vor, wie viel weiter wir heute vielleicht wären, wenn auch nur 1 Prozent der Mittel, die insgesamt gegen den Krebs eingesetzt wurden, für das Studium von Rifes Plasmagerät, Priorés Behandlungsprotokollen, DDW und andere Maßnahmen aufgewendet worden wäre, die ich in diesem Buch beschrieben habe. (Ganz zu schweigen von den Entwicklungen, die eingetreten wären, wenn man die Hälfte dieser Mittel in die Schaffung einer sauberen, gesunden und sicheren Umwelt investiert hätte.) Es sollte nicht überraschen, dass ein Allgemeinarzt mit einer kleinen Einzelpraxis in San Francisco, der sein ganzes Berufsleben lang vom medizinischen Establishment an dem Versuch gehindert wurde, Therapien zu prüfen, die Patienten das Überleben ermöglichen und ihr Leiden lindern könnten, keine Antwort auf Krebs hat. Die Frage sollte sein: Warum ist unser medizinisches Establishment erfolgversprechenden Hinweisen nicht nachgegangen, obwohl es behauptet, in unserem Interesse zu handeln, dies aber so ganz offenkundig nicht tut? Ich glaube, wir alle sollten diese Frage stellen – und eine Antwort darauf verlangen.

Ich möchte diese meine Frage mit einer Geschichte aus meiner Kindheit beantworten. Als Kind war ich fasziniert von Geschichten über *Native Americans,* also die Indianer, und andere indigene Völker. Als ich erfuhr, wie die Eroberung des amerikanischen Kontinents durch die Europäer abgelaufen war, war ich entsetzt. Warum konnten die Europäer sich nicht nur einen Teil des amerikanischen Festlands nehmen und den Indianern einen anständigen Teil lassen? Warum brauchten »wir« alles? Ich kenne niemanden, der je eine vernünftige Antwort auf diese einfache Frage geben konnte.

Dann stieß ich vor etwa 10 Jahren auf eine Passage in einem Buch von Derrick Jensen, in der es um die Dienstanweisung der

US Army zum Vorgehen beim Austausch von Gefangenen ging. Die US Army hatte ein Problem: Wenn für einen ihrer von amerikanischen Ureinwohnern gefangen genommenen Soldaten die Zeit gekommen war, ihn gegen einen gefangenen Indianer auszutauschen, verweigerte der US-Soldat meist die Rückkehr zu seinem Armeeregiment. Gefangene Indianer dagegen pflegten sich so schnell wie möglich davonzumachen, um zu ihrem Stamm zurückzukehren. Die Dienstanweisung beschreibt mehrere Verfahren, um die Soldaten zum Regiment zurückzulocken, darunter Versprechungen von Geld, Frauen und Lebensmitteln, aber diese Strategien wirkten selten. Diesen »nicht ausgelösten Gefangenen« gefiel ihr Leben bei den amerikanischen Ureinwohnern, die sie gefangen genommen hatten, oft besser.

In meinen Augen erklärt das, warum »wir« uns alles genommen haben und immer noch nehmen. Es erklärt, warum das Krebsestablishment um des eigenen Überlebens willen jede mögliche alternative Auffassung oder Behandlung der Krankheit ausmerzen muss. Denn es ist jedem klar, dass der ganze Betrieb bloßgestellt wird, wenn man nur eine winzige Alternative zulässt. Sobald das bekannt wird, steht der Kaiser ohne Kleider da. Die Vertreter des Establishments haben das nur allzu gut begriffen. Sie müssen alles haben.

Im Laufe von mehr als 2 Jahrzehnten habe ich mindestens ein Dutzend »Geräte« geprüft oder verwendet, die als moderne Äquivalente der Vorrichtungen von Rife oder Prioré hingestellt werden. Meist macht der Hersteller Angaben über die Wechselwirkung der Geräte-Energie mit dem Energiefeld des Patienten, die zeigen sollen, dass sein Produkt auf dem neuesten Stand der modernen energetischen Heilung ist. Solche Instrumente sind unter anderem moderne Versionen von Rifes Maschine, Geräte mit pulsierenden Magnetfeldern und biophotonische Apparaturen, die mit verschiedenen Energiefrequenzen oder Farben heilen. Ich habe Geräte für die Heilung mit Klängen und für Farbtherapie gesehen und eingesetzt, ebenso wie solche, die mit »phasenkonjugierenden« Wellen den Energiezustand in dem kranken Menschen steigern. Bei ihnen allen habe ich positive Effekte beobachtet, aber nie so überzeugende Ergebnisse, dass ich irgendeines von ihnen als *das* heilende Gerät auf dem wirklich neuesten Stand der Erkenntnis bezeichnen würde.

Und doch sollte es eine der höchsten Prioritäten für die medizinische Forschung sein, wieder ein sicheres und wirksames Gerät für die energetische Therapie zu entwickeln, das unmittelbar mit der negentropen Lebenskraft zusammenwirkt. Das ist der Heilige Gral der Medizin, der mit geringem Aufwand ungeheures Leid lindern könnte. Eine wirksame Version des Rife-Geräts wäre der größtmögliche Durchbruch in der Medizin, etwas, das ich noch nicht gesehen habe, aber sehnsüchtig erwarte.

Letztendlich gilt: Bestimmte Formen der uns umgebenden Energie tun uns nicht nur gut, sie sind sogar lebensnotwendig. So ist zum Beispiel die Sonnenenergie von entscheidender Bedeutung für fast alle Formen des Lebens auf der Erde. In ähnlicher Weise zeigt sich gleichermaßen bei der Energie, die aus der Erde selbst stammt und inzwischen bei dem sogenannten Erden (auch *Earthing* oder *Grounding*) erforscht wird, dass diese Erdenergie für alle Lebensformen auf unserem Planeten, einschließlich des Menschen, unverzichtbar ist. Eine weitere Quelle guter Energie ist die, die von den Menschen selbst abgegeben wird und die sich besonders in unseren Handflächen konzentriert. Diese heilsame Energie erklärt vielleicht wenigsten teilweise die wohltuende Wirkung, die wir spüren, wenn wir die Hände unserer Lieben halten, auch beim Handauflegen oder Reiki.

Auch in einigen von Dr. Gerald Pollacks Experimenten zu Bewegungseffekten im Wasser ist diese gute Energie nachweisbar. Wenn man ein hydrophiles Röhrchen in einen Becher mit Wasser taucht, so bildet sich auf der Innenseite des Röhrchens eine dünne negativ geladene Gelschicht. Das bedeutet, dass auch freie Protonen vorhanden sind – die entsprechenden positiven Ladungen, die bei der Gelbildung freigesetzt werden –, die in das flüssige Wasser in der Mitte dieses Röhrchens gelangen. Diese positiven Ionen stoßen sich gegenseitig ab und lösen eine Bewegung innerhalb des Röhrchens aus.

Stellt man diesen Becher mit Wasser und dem darin schwimmenden Röhrchen in eine Bleikiste, sodass er gegen alle Formen von Energie abgeschirmt ist, kommt die Bewegung zum Stillstand. Wenn man den Becher dann aus der Kiste nimmt und dem Sonnenlicht aussetzt, beginnt die Bewegung aufs Neue. Das kommt daher, dass die Sonne die Energiequelle für die Bildung des Gels an der Innenseite des Röhrchens ist. Stellt man den Becher auf die Erde, so wird die Bewegung stärker, ebenso, wenn Sie die Hände auf den Becher legen. Auch wenn Sie Ihren Hund oder Ihre Katze neben den Becher setzen, verstärkt sich die Bewegung.

Wenn Sie andererseits sehen wollen, welchen Einfluss das WLAN auf ein lebendes System hat, brauchen Sie nur Ihr Handy neben den Becher zu legen: Sie können zusehen, wie die Bewegung zum Stillstand kommt. Von außen auf uns einwirkende elektromagnetische Kräfte hemmen unmittelbar unsere Fähigkeit, in unseren Zellen kristalline Gele zu bilden. Folglich läuft auch keine der Zellfunktionen richtig ab. Es sind diese Kräfte, die das Leben zerstören, indem sie seine Grundlage auslöschen, nämlich das intrazelluläre Gel.

Ich denke oft, dass dem Gebiet der energetischen Heilung, sei es durch Rife-Geräte, spirituelle Heiler, Reiki oder ähnliches, sehr damit gedient wäre, wenn man auch dort zu der Erkenntnis gelangte, dass die Energie, mit der man in Verbindung tritt, nur insoweit hilft, als sie die Bildung von gesünderen Gelen ermöglicht. Ich bin auch davon überzeugt, dass dies die Grundlage der Homöopathie darstellt. Eine Patientin beschreibt ihren Zustand (eine Anomalität des intrazellulären Gels) und der Homöopath findet dafür das Heilmittel mit der passenden »Frequenz«. Die Resonanz zwischen diesen beiden vereinten Kräften schafft die Möglichkeit der Heilung. Das könnte auch der Grund sein, warum sich das Zusammensein mit Menschen, deren Energie wir als negativ empfinden, so verheerend auf unsere Gesundheit auswirkt.

Viele Male in meinem Leben habe ich mir im Kampf mit einem scheinbar unlösbaren Problem überlegt, ob ich die falsche Frage stelle. Nach Jahrzehnten der Suche nach dem heilenden Energiegerät kam ich kürzlich auf den Gedanken, dass ich das am höchsten entwickelte energetische Heilungsgerät übersehen hatte, das je geschaffen wurde: das menschliche Bewusstsein. Die Quantenphysik, das Teilgebiet der Wissenschaft, das bei dem Verständnis dieser neuen Biologie, von der ich spreche, an vorderster Front steht, sagt klar, das menschliche Bewusstsein sei die grundlegende Kraft, aus der unser Universum entsteht. Wie Henry Stapp, ein Physiker am Lawrence Berkeley National Laboratory, sagte: »Wir wissen seit fast einem Jahrhundert, dass diese theoretische Schöpfung des menschlichen Geistes namens ›klassische Physik‹ eine Fiktion unserer Vorstellung ist.«[5]

Anders ausgedrückt: Ein Universum, das lediglich aus Billardkugeln, aus lebloser Materie besteht, wie von Descartes behauptet, und das die Grundlage unserer modernen Medizin bildet, ist ein fiktives Konstrukt unserer Vorstellungsgabe. Um es mit den Worten des französischen Quantenphysikers Bernard d'Espagnat auszudrücken: »Es stellt sich heraus, dass die Doktrin, die Welt beste he aus Objekten, die unabhängig vom menschlichen Bewusstsein existieren, im Widerspruch zur Quantenmechanik steht.«[6] Das heißt, direkte experimentelle Beweise zeigen, dass die Theorie eines nur aus Materie bestehenden Universums von den Beweisen gar nicht getragen wird. Der Physiker Max Planck bemerkte: »Ich erachte Bewusstsein für fundamental. Ich erachte Materie als durch Bewusstsein bedingt. Wir können Bewusstsein nicht erklären.«[7]

Die Frage muss also lauten: Wie stellen wir diese unglaubliche schöpferische Kraft des menschlichen Bewusstseins in den Dienst der Heilung unserer heimtückischsten Krankheiten? Auf diese Frage gibt es vielleicht keine eindeutige oder einfache Antwort, aber mein Vorschlag wäre, dass wir sie am besten in der Verbindung von Gebet und Meditation suchen. Dies sind die Techniken, die seit Jahrtausenden praktiziert werden, um die Kraft des menschlichen Bewusstseins in den Dienst des menschlichen und universellen Wohlbefindens zu stellen. Und wenn, wie Stephan A. Schwartz und Larry Dossey so eloquent dargelegt haben, das Gebet ein neues Heilmittel wäre, das sich unsere gegenwärtigen medizinischen Institutionen patentieren lassen könnten, dann würde es als der größte Durchbruch in der Geschichte der Medizin gefeiert werden.[8]

Das Herz des Zentrierenden Gebets, das in dem Buch *The Heart of Centering Prayer* von Cynthia Bourgeault detailliert beschrieben wird, ist eine einfache, aber tiefgründige Methode, Zugang zur Kraft des menschlichen Bewusstseins zu erlangen.[9] Man erreicht dies, indem man seinen Geist in Verbindung mit seinem Herzen bringt, das, wie ich in meinem Buch *Human Heart, Cosmic Heart* geschrieben habe, als das Zentrum des menschlichen Bewusstseins gewürdigt werden sollte. Das Gebet soll helfen, den Prozess des Denkens hinter sich zu lassen, der die Domäne des Gehirns ist, um zur Erfahrung des Wissens zu gelangen, das ich mit dem Herzen assoziieren würde. *Denken* – ich spreche lieber von *Entscheiden* – geschieht, wenn man beschließt, einen bestimmten Beruf zu ergreifen, weil die Bezahlung und sonstigen Vorteile attraktiv sind. *Wissen* geschieht, wenn man sich aus einem inneren schicksalhaften Gefühl heraus zu einer Tätigkeit berufen fühlt. Entscheiden heißt, wenn Sie sich einen Lebenspartner suchen, weil es an der Zeit für stabile Verhältnisse ist. Wissen ist es, wenn Sie erkennen, dass Ihr Schicksal zutiefst mit dem des Menschen verbunden ist, den Sie lieben. Entscheiden wird oft durch Angst ausgelöst, Angst, den eigenen Lebensunterhalt nicht verdienen zu können, Angst vor dem Alleinsein oder davor, dass man sterben könnte, wenn man sich nicht schulmedizinisch behandeln lässt. Wissen entsteht in Freiheit, in der Gewissheit, dass nur diese Wahl für Sie infrage kommt.

Ein befreundeter Onkologe, der an der Entwicklung der Abnoba VISCUM-Misteltherapie mitwirkte, die in der europäischen Onkologie mittlerweile häufig praktiziert wird, ließ jeden neuen Krebspatienten, soweit es die Zeit erlaubte, Informationen von möglichst vielen verschiedenen Ärzten sammeln. Sie sollten ihre Geschichte mindestens einem schulmedizinisch arbeitenden Onkologen, aber auch Heilern, Phytotherapeuten und Misteltherapeuten wie ihm selbst sowie dem Hausarzt ihres Vertrauens vortragen. Wenn sie alle Informationen eingeholt hatten, forderte er sie als Nächstes auf, sich mindestens eine Woche Zeit zu nehmen und sich entweder durch Meditation oder im Gebet über ihr weiteres Vorgehen klarzuwerden. Das Sammeln von Informationen war ein Weg, die Patienten die Entscheidung auf der Verstandesebene angehen zu lassen. Nachdem sie das getan hatten, konnten sie weitergehen und den Weg in ihr Inneres suchen. Das ist ein Prozess, der eher mit dem Herzen assoziiert ist. Er machte die Erfahrung, dass bei den Patienten, die ihre Behandlung selbst wählten – ganz gleich welche das war –, der Krankheitsverlauf günstiger war, wenn sie die Wahl mit dem Herzen getroffen hatten. Dann können solche Wunder geschehen, wie ich sie in diesem Buch beschreibe.

Das Herz des Zentrierenden Gebets macht es leichter, dies zu erreichen. Paradoxerweise – wie sich im Gebet zeigen wird – geschieht das nicht dadurch, dass man aktiv den Kontakt zum

Herzen sucht, sondern dadurch, dass man den normalen Gedankenbetrieb hinter sich lässt, der einen so großen Teil unseres Bewusstseins besetzt hält. Wenn wir erst einmal beginnen, dieses *Monkey Brain,* wie es in Meditationskreisen genannt wird, also das Gedankenkarussell, in einem Prozess zu zähmen, der der Gnade ähnelt, kann sich diese universale Lebenskraft allmählich offenbaren. Wenn Entscheidungen aus dieser Art von Wissen heraus getroffen werden, eröffnet sich Ihnen eine bis dahin verborgene Welt. Es ist keine Therapie gegen Krebs oder irgendeine andere Krankheit, aber es hilft Ihnen, sich für die mächtige Welt unsichtbarer Kräfte und für eine Art des Wissens und Vorgehens zu öffnen, die für Menschen, die mit schwerer Krankheit konfrontiert sind, besonders wertvoll ist.

Vielleicht ist ja gerade der Punkt entscheidend, dass Meditation oder Gebet an sich keine Therapie sind. Krebs ist, wie ich geschildert habe, eine komplexe Erkrankung. Eine seiner Komponenten ist vielleicht die Tatsache, dass die Menschen nicht zu ihrer wahren Natur erwacht sind. Was wir dringend brauchen, ist nicht die Ausrottung der Krankheit, sondern ein Erwachen, die Erkenntnis der energetischen und spirituellen Natur unseres Seins, und die diesem Erwachen entwachsende Neuorganisation, Neuordnung und Heilung unseres physischen Organismus.

Teil 3

Praktisches Vorgehen für den Einzelnen

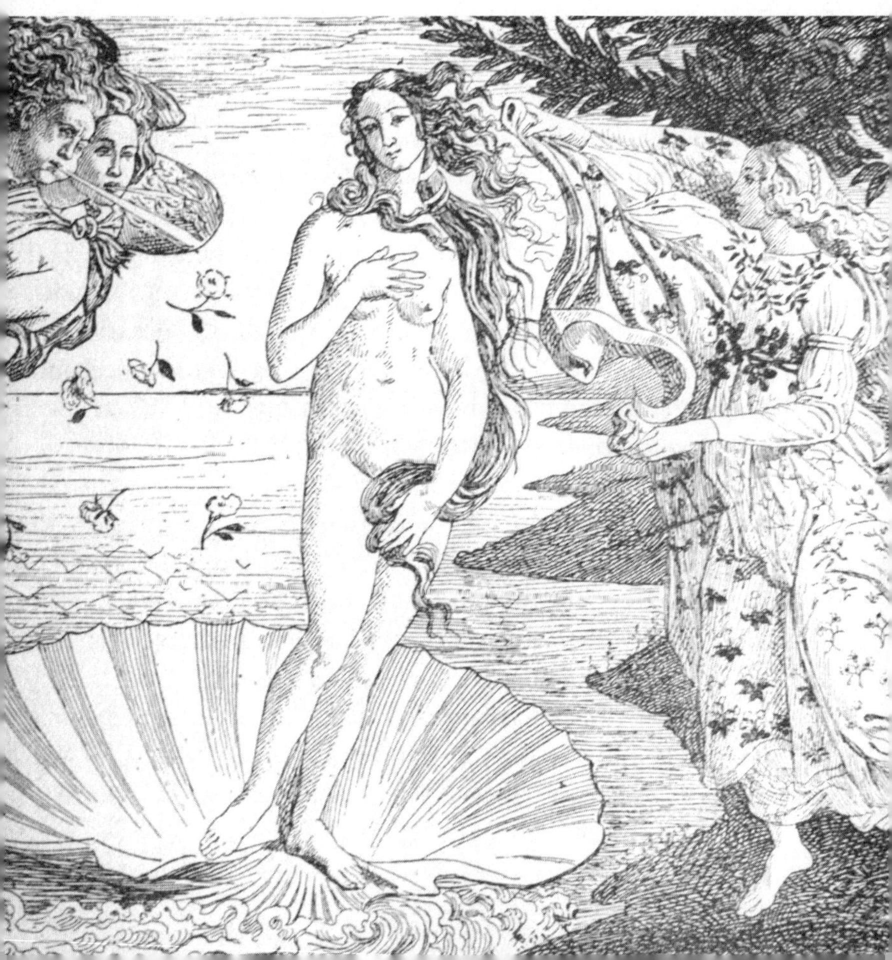

Kapitel 12

Grundlagen eines Konzepts zur Krebstherapie

Betrachten wir die Geschichte der Medizin während der letzten Jahrhunderte, und insbesondere die der europäischen Medizin, so finden wir zwei diametral entgegengesetzte Auffassungen darüber, wie eine Therapie aussehen sollte. Die Medizin, die wir als konventionelle, allopathische Medizin bezeichnen, orientiert sich ausschließlich an der Diagnostik und kümmert sich nicht im Geringsten um die innere Verfassung des Patienten. Das meine ich nicht abwertend. Ich will damit nur sagen, dass sie so konzipiert ist, dass jeder Patient mit einer Streptokokkeninfektion auf die gleiche Art und Weise behandelt werden kann, ungeachtet seines Alters, der Symptome oder seiner individuellen Gegebenheiten. Ärzte lernen, die Diagnose zu erstellen und dann eine Behandlung durchzuführen, die dieser Diagnose entspricht. Jeder Patient mit einer Streptokokkenangina bekommt Penicillin (oder ein anderes Antibiotikum), jeder Patient mit Bauchspeicheldrüsenkrebs bekommt Gemcitabin (wenn es Erfolg verspricht, wird man auch operieren), und jeder, der an einer Depression leidet, wird mit Prozac oder einem ähnlichen Antidepressivum behandelt. Es spielt keine Rolle, wer man ist, warum man an dieser Krankheit leidet oder wie man zu der Therapie steht.

Im Gegensatz dazu befasst sich die traditionelle oder klassische Homöopathie ausschließlich mit der inneren Verfassung des Patienten. Ein Mensch mit einer Streptokokkenangina bekommt das eine Heilmittel, ein anderer, der ebenfalls eine Streptokokkenangina hat, bekommt für die gleiche Krankheit ein anderes. Die Homöopathie geht ausschließlich von der inneren Verfassung des Betreffenden aus. Die Behandlungsstrategie besteht darin, die Übereinstimmung zu sehen zwischen dieser inneren Verfassung und dem Symptomkomplex, der durch die Einnahme einer bestimmten, häufig giftigen Substanz hervorgerufen wird. So bekommt man von der Einnahme von Belladonna erweiterte Pupillen, verspürt Angst, und häufig treten Fieber und Halsschmerzen auf. Wenn jemand solche Symptome zeigt, ist Belladonna das richtige Heilmittel für ihn oder sie. Ob der Patient an Streptokokkenangina leidet oder nicht, spielt dabei keine Rolle.

Einen größeren Gegensatz in der grundlegenden Sichtweise auf die Medizin als den zwischen Homöopathie und allopathischer Medizin könnte es nicht geben.

Die anthroposophische Medizin überbrückt diesen Gegensatz. Sie kennt für jede Krankheit ein korrespondierendes Arzneimittel, der Heiler passt aber die Therapie an die innere Verfassung des Patienten an. Wie wir sehen werden, kommt dies bei unserer Anwendung der Mistel ins Spiel, denn ein magerer Krebspatient, der wie ausgetrocknet wirkt, spricht eventuell besser auf Misteln an, die auf einer Kiefer gewachsen sind, und ein rundlicher, warmer Mensch wird vielleicht am besten mit Misteln von Apfelbäumen behandelt. Bei manchen Krebspatienten ist der Kontakt mit Umweltgiften ein hervorstechendes Merkmal ihrer Krankengeschichte. Ihnen würde eine aggressive Entgiftung guttun. Bei anderen ist die Vorgeschichte eher durch emotionalen Rückzug und Trauma geprägt; für diese Patienten ist eine Strategie angezeigt, die mit mehr Sanftheit und Wärme vorgeht. Die anthroposophische Medizin ist ein Versuch, die »harte Realität« der konventionellen Diagnose mit großem Einfühlungsvermögen für den Patienten zu verbinden, den wir vor uns haben. Daher ist es auch schwierig, unkomplizierte Behandlungsschemata zu entwickeln (d.h., behandle diese Krankheit mit dem und dem Mittel). Jeder Mensch ist einzigartig, folglich muss jede Verordnung individuell auf den Patienten zugeschnitten sein. Das ist die wahre medizinische Kunst.

Der Mehrheit der schulmedizinisch ausgebildeten Ärzte fehlt das Rüstzeug, eine solch individualisierte Medizin zu betreiben, vor allem, weil sie noch nie davon gehört haben. Wenn sich aber der Arzt oder die Ärztin der beiden Seiten bewusst ist, über ein tiefgehendes Verständnis für die Natur der Krankheit verfügt und sich zugleich in den Menschen einfühlen kann, der vor ihm oder ihr sitzt, ist das genau die Situation, in der sich auf magische Weise das Wunder der Heilung entfalten kann. Wir brauchen mehr Heilende mit der Fähigkeit, so zu arbeiten, und zurzeit haben wir sie nicht – unser Gesundheitssystem unterstützt sie nicht, ja, es duldet sie nicht einmal.

Das Konzept, das ich in diesem Kapitel entwerfe, beinhaltet keine Vorschriften für den Einzelfall. Das sollte von vornherein klar sein. Es soll auf keinen Fall die Betreuung durch einen kompetenten, in der medizinischen Kunst bewanderten Arzt ersetzen. Daher soll es lediglich als Ausgangsbasis für einen Patienten dienen, der an Krebs leidet. Das Konzept beruht auf der von mir geprüften relevanten medizinischen Literatur, den persönlichen Erfahrungen mit meinen Patienten und meiner Hoffnung auf bessere Ergebnisse in der Zukunft. Vielleicht kann es den Lesern auch Anregungen geben, die sie dann aufgeschlossenen Ärzten als möglicherweise erfolgversprechende Wege nahelegen können. Aber im Grunde genommen handelt es sich um einen vereinfachten Rahmenplan für einen Lebensbereich, der sich für feste Strukturen eigentlich nicht eignet. Es geht um das Leben eines Menschen mit all seinen Komplexitäten. Das sollte man nie vergessen.

Neben der Anregung an meine Leser, sich einen Therapeuten zu suchen, der in dieser Art der ganzheitlichen Behandlung von

Krebspatienten sehr versiert ist, muss meines Erachtens auch betont werden, dass sich im Lauf der 35 Jahre, die ich mittlerweile Krebspatienten behandle, die Mehrheit der erfolgreich von mir therapierten Patienten einer Kombination von chirurgischen Eingriffen und den in diesem Buch beschriebenen Interventionen unterzogen hat. Bei all den mit Mistel behandelten Patienten, die ich vorgestellt habe, erfolgte zunächst ein chirurgisches »Debulking«, kombiniert mit einer daran anschließenden Misteltherapie. Obwohl Rudolf Steiner einmal geäußert hat, dass die Mistel in Zukunft in der Lage sein sollte, das Messer zu ersetzen, ist auch bei einer Misteltherapie die chirurgische Intervention allgemeiner globaler Standard. Die Patienten, die ursprünglich mit dem Rife-Gerät und mit Birkmayers NADH behandelt wurden, ebenso wie viele Menschen, die die Gerson-Therapie anwandten, haben erfolgreich auf einen chirurgischen Eingriff verzichtet. Es gibt zahlreiche Forschungsergebnisse, die darauf hindeuten, dass die chirurgische Entfernung des Primärtumors Fernmetastasen begünstigt, also genau das, was wir nicht wollen. Während also offenkundig ist, dass der Tumor nicht die Krankheit ist – Krebs ist eine Funktionsstörung im Zytoplasma –, sollte man sich doch darüber im Klaren sein, dass es ziemlich viel vom Körper verlangt, eine sehr große Zahl von Krebszellen resorbieren zu müssen. Meiner Erfahrung nach hat die chirurgische Entfernung all dessen, was man ohne Risiko entfernen kann, und die Anwendung der hier geschilderten Therapien im Anschluss daran die besten Ergebnisse erzielt.

Was den Einsatz von konventioneller Chemotherapie in Verbindung mit diesem Programm angeht, so muss über diese Kombination jeder zusammen mit seinem Onkologen entscheiden. Manchmal ist sie anscheinend die beste Lösung; in anderen Fällen ist die Chemotherapie so toxisch, dass die in diesem Kapitel beschriebene sanfte Methode schlicht nicht wirken kann. Diese Entscheidung muss einfach für jeden Einzelfall neu getroffen werden.

Für jedes Arzneimittel, dass ich hier behandle, sind in Anhang A (Seite 209) mögliche Bezugsquellen angegeben. Leider gibt es, meist aufgrund von Zulassungsproblemen, für manche Mittel nur eine geringe oder gar keine Auswahl an guten Präparaten. Ich habe mich entschieden, diese Mittel trotzdem aufzuführen, da ich aufrichtig hoffe, dass die Amerikaner in naher Zukunft frei wählen dürfen, und dazu gehört auch die Verfügbarkeit von Naturheilmitteln, die zum gegenwärtigen Zeitpunkt noch nicht gegeben ist.

Letztlich hatte ich bei meinen Behandlungen stets das Ziel, das Gewicht auf die Dinge zu legen, die Menschen selbst tun können, ohne auf Verschreibungen oder den Rat von Experten angewiesen zu sein. Nicht in jedem Fall ist das möglich oder gar ratsam, aber wo irgend möglich möchte ich die Menschen dazu ermutigen und dem Einzelnen bezahlbare Alternativen bieten, die man risikolos und wirksam zu Hause praktizieren kann. Aus diesem Grund habe ich Verfahren vermieden, für die intravenös verabreichte Arzneimittel und andere Eingriffe erforderlich sind, die in einer Arztpraxis oder im Krankenhaus durchgeführt werden müssen. Nicht dass diese Eingriffe, etwa Hyperthermie und intravenöse Vitamin-C-Infusionen, nicht nützlich wären. Sie sind nur für die Mehrzahl der Menschen zum gegenwärtigen Zeitpunkt nicht praktikabel. Nach dieser Einleitung kommen wir nun zu den Grundbausteinen des Programms.

Ernährung

Die grundlegenden Ernährungsprinzipien für dieses Grundgerüst einer Krebstherapie sind dieselben, wie ich sie in meinen früheren Büchern dargelegt habe. Das heißt, bei der Ernährung geht es in allererster Linie um Qualität. Qualität umfasst hier alle Aspekte – von den Böden, auf denen die Nahrungsmittel wachsen, bis hin zu Ernteverfahren, Lagerung, Zubereitung und sogar der emotionalen Verfassung der Menschen, die die Nahrungsmittel anbauen, verarbeiten und zubereiten. Qualität bedeutet zu wissen, woher die Nahrungsmittel stammen, den Bauern zu kennen und die Höfe zu besuchen, auf denen Ihre Nahrung angebaut wird. Hoffentlich ist einer der Gärten, in denen Ihre Nahrung wächst, Ihr eigener.

Man kann das auch anders ausdrücken: Niemand, dem es gelang, eine ernste Krankheit mithilfe der Ernährung zu heilen, hat Eier von kranken, in Legebatterien eingepferchten Hühnern gegessen. All Ihre Nahrung muss von bester Qualität sein. Das bedeutet Produkte von Tieren aus Weidehaltung, biodynamisch oder biologisch angebaute pflanzliche Nahrungsmittel und sauberes Wasser. Sally Fallons Buch *Nourishing Traditions* (deutscher Titel: *Das Vermächtnis unserer Nahrung*) sollte Ihnen als Ernährungsleitfaden dienen, und die Arbeit der Weston A. Price Foundation kann Ihnen wertvolle Informationen zu Bezugsquellen und Zubereitung Ihrer Lebensmittel liefern. Neben diesen allgemeinen Hinweisen gibt es einige spezielle Punkte, die Menschen mit Krebs beachten sollten.

Makronährstoffe

Mit *Makronährstoffen* ist die Menge an Fett, Protein und Kohlenhydraten gemeint, die Sie zu sich nehmen. Der allgemeine

Grundsatz lautet, die hochwertigsten Fette zu wählen – Ghee oder Butter von Tieren aus Weidehaltung, Kokosöl und Olivenöl – ohne Mengenbegrenzung je nach Ihrem Geschmack und wie es sich gut anfühlt. Ihr Proteinkonsum sollte nicht all zu hoch sein, etwa das Volumen eines Kartendecks zweimal täglich. Die Aufnahme an Kohlenhydraten sollte berechnet und begrenzt werden. Jeder sollte versuchen, insgesamt nicht mehr als 20–30 Gramm Kohlenhydrate zu sich zu nehmen, aufgeteilt auf zwei Mahlzeiten pro Tag. Es gibt viele gute Bücher und Anleitungen für die Berechnung der Kohlenhydrate in gängigen Lebensmitteln. Viele Menschen fühlen sich bei einer solch geringen Menge von Kohlenhydraten zunächst schlapp; in diesem Fall ist es die beste Strategie, den Verzehr allmählich bis auf diese Menge herunterzufahren, sodass der Körper sich daran gewöhnen kann, seine Energie aus Fett zu beziehen. In der Regel ist das nach 6–8 Wochen der Fall.

Zeitfenster

Mit festgelegten Zeitfenstern soll erreicht werden, dass man sich zu bestimmten Zeiten des Tages und des Monats in der Ketose befindet, was bedeutet, dass man statt Glukose Fett als Energiequelle verbrennt. Die Ketose bietet nachweislich Krebspatienten, und auch den meisten anderen Menschen, viele Vorteile. Der Ketoseprozess verbrennt überschüssiges Körperfett, dämpft Entzündungsprozesse, verbessert die Blutversorgung des Gehirns und regt die Apoptose an, eines der wichtigsten Verfahren, mit dem der Körper sich von Krebszellen befreit. Die einfachste und praktischste Art, Ihre Essenszeiten so umzustellen, dass Sie in die Ketose kommen, ist die Beschränkung der Nahrungsaufnahme auf ein Zeitfenster von jeweils 6 Stunden am Tag; in den übrigen 18 Stunden sollte man nur Wasser zu sich zu nehmen. Praktisch heißt das, man nimmt am besten eine gute Mahlzeit morgens um

8 Uhr und eine zweite gute Mahlzeit mittags um 2 Uhr zu sich, und danach von 2:30 bis 8 Uhr am nächsten Morgen nur noch Wasser. Sie können die Zeiten jeweils an Ihre persönlichen Bedürfnisse anpassen, aber dieser Rhythmus von 6 Stunden mit Nahrung und etwa 18 Stunden Fasten ist eine gute langfristige Strategie.

Sofern Sie nicht untergewichtig sind, ist ein 3-tägiges Wasserfasten einmal im Monat hilfreich, um die Ketose zu intensivieren und all die gesundheitlichen Vorteile zu verstärken, die die ernährungsbedingte Ketose bietet. Auch hierzu gibt es gute Bücher, die detailliert erklären, wie man verschiedene Arten des Wasserfastens durchführt. Der einzige Vorbehalt hierbei ist, dass Sie das 3-tägige Wasserfasten weglassen sollten, wenn Sie untergewichtig sind oder Gewicht verlieren.

Knochenbrühe

2–6 Tassen Knochenbrühe pro Tag sind ein wichtiger Bestandteil einer vernünftigen Ernährung bei Krebs. Die Zellen verwerten die Proteine aus der Knochenbrühe als Kristallisationskerne für die Strukturierung des Zellwassers. Die Proteine in der Knochenbrühe bestehen aus anderen Aminosäuren als die Proteine in Fleisch. Die westliche Ernährungsweise weist häufig einen Mangel an diesen Aminosäuren auf, das schwächt die tragenden Strukturen und untergräbt die Fähigkeit, gesunde intrazelluläre Gele zu bilden.

Die Knochen für die Zubereitung der Brühe sollten immer aus biologischer Weidehaltung stammen, denn kommerzielles Heu und Futter sind oft schwer mit Glyphosat belastet. *Nourishing Broth* von Sally Fallon (deutscher Titel: *Die Super-Suppe*) enthält viele Einzelheiten zur Geschichte der Knochenbrühe und dazu praktische Anleitungen für die Zubereitung zu Hause.

Gemüse

Gemüse sind der therapeutisch wirksame Bestandteil in der traditionellen Ernährung. Fette und Proteine dienen dem Aufbau von Strukturen, und die pflanzlichen Nährstoffe enthalten diejenigen chemischen Substanzen, die uns helfen, Krankheiten vorzubeugen und sie zu behandeln. Daher sollte ein jeder von uns jeden Tag eine breite Vielfalt pflanzlicher Lebensmittel zu sich nehmen. Diese Strategie fügt sich hervorragend in die generelle Kohlenhydratbeschränkung ein, die ich hier propagiere. Zusätzlich zu den gängigen Gartengemüsen sollten Sie versuchen, auch verschiedene nährstoffreiche Wild- und mehrjährige Gemüse in Ihren Ernährungsplan aufzunehmen, darunter Pflanzen wie Teufelskralle, Artischocken, Wildkräuter, *Gynura procumbens* (Sambung Nyawa) und viele andere mehr. Außerdem sollten täglich Heilpflanzen auf Ihrem Speisezettel stehen, darunter Ashitaba (entweder frisch oder 1–2 Teelöffel Pulver täglich), Klettenwurzel (entweder frisch oder 1–2 Teelöffel Pulver täglich) und Kurkuma (1–4 Esslöffel täglich) – erhitzen Sie am besten die Pflanzen oder das Pulver in einer Pfanne mit Ghee, sautieren Sie dann darauf den Rest des Gerichts und runden Sie das Ganze mit frisch gemahlenem schwarzem Pfeffer ab. Schließlich sollten Sie täglich 2–4 Tassen Chaga-Teeaufguss trinken, dazu zwei Pipetten eines Chagapilz-Extrakts auf Alkoholbasis, um sicherzugehen, dass Sie sowohl die wasserlöslichen als auch die fettlöslichen Inhaltsstoffe des Chagapilzes zu sich nehmen. (Der Alkohol zieht die fettlöslichen Nährstoffe heraus.)

Eine der bequemsten Methoden, diese Gemüse und Pulver in Ihre Ernährung zu integrieren, ist es, den Tag mit einer Suppe aus Knochenbrühe zu beginnen. Erhitzen Sie dafür zuerst eine großzügige Menge Ghee von Tieren aus Weidehaltung im Topf und lösen Sie darin 1–2 Esslöffel Kurkuma vollständig auf. Geben Sie 3–7 verschiedene Gemüsesorten dazu und sautieren Sie sie, bis sie weich sind. Geben Sie die hausgemachte Knochenbrühe hinzu, bringen Sie alles zum Kochen und lassen Sie es dann bei reduzierter Hitze weiterköcheln. Geben Sie Gemüsepulver und pulverisierte Meeresgemüse hinzu, lassen Sie alles noch ein paar Minuten köcheln und geben Sie es dann in eine Schale mit naturfermentiertem Miso und Nattō. Das ist ein sehr gut sättigendes Frühstücksgericht, das ich seit 3 Jahren fast jeden Tag esse.

Fermente

Jeder, und besonders diejenigen, die gesundheitlich angeschlagen sind, sollte täglich fermentierte Lebensmittel zu sich nehmen. Dazu gehören viele verschiedene Lebensmittel aller Kategorien, unter anderem fermentierte Milchprodukte wie Joghurt, Kefir, Hüttenkäse, Käse, Sojabohnen (Miso, Nattō), Fleisch, Gemüse, Obst und Getreideprodukte. Naturfermentierte Gemüse, vor allem Sauerkraut, sind besonders wichtig. (Fügen Sie Ihrer fertigen Frühstückssuppe einen Klecks Sauerkraut hinzu.) Essen Sie zu jeder Mahlzeit eine kleine Menge Fermentiertes, um die Verdauung zu fördern. Fermentierte Speisen finden sich in praktisch allen traditionellen Kulturen und Küchen in allen Teilen der Welt.

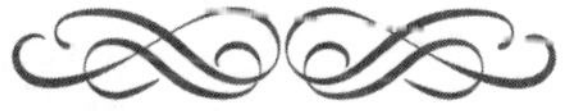

Seien Sie kreativ bei Ihrer Ernährung, genießen Sie, was Sie essen, experimentieren Sie, teilen Sie Ihre Mahlzeiten mit Freunden und geliebten Menschen, und lernen Sie die Menschen kennen, die Ihre Lebensmittel anbauen und verarbeiten. Das wird Ihr Leben auf vielerlei Weise bereichern.

Nahrungsergänzungen

Ich habe mich in diesem Buch mit einer Reihe von Nahrungsergänzungsmitteln befasst, die Bestandteil dieses Konzepts für eine Krebstherapie sind.

Isotonisches Meerwasser nach Quinton

Als erstes Nahrungsergänzungsmittel empfehle ich allen Menschen mit Krebs oder praktisch jeder anderen schweren Erkrankung isotonisches Meerwasser nach Quinton. Wie ich bereits in Kapitel 4 schrieb, ist es nicht nur die beste Quelle für alle notwendigen Mineralstoffe, sondern wirkt im Wesentlichen auch wie ein Ergänzungsmittel mit »strukturiertem« Wasser. Es ist in Literflaschen oder Einzelpackungen erhältlich, und die übliche Anfangsdosis beträgt 30 Milliliter pro Tag, aufgeteilt auf zwei gleiche Dosen.

NADH

Das zweite wichtige Nahrungsergänzungsmittel zur Unterstützung für Menschen mit jeder Art von Energiefunktions- oder mitochondrialer Störung ist NADH. Bei NADH ist die Marke entscheidend. Einzig die Firma Birkmayer bietet es in einer wirklich wirksamen Form zur oralen Anwendung an. Die übliche Anfangsdosis beträgt acht Tabletten der *Rapid-Energy-Form* von NADH zweimal täglich auf leeren Magen. Die Tabletten müssen sich im Mund ganz auflösen. Nach einigen Monaten können Sie die Dosis für weitere 6 Monate auf zweimal täglich vier Tabletten reduzieren.

Strophanthus-Extrakt

Außerdem empfehle ich Strophanthus-Extrakt. Der Extrakt aus den Samen ist die einzige wirksame Form; nach homöopathischem Verfahren zubereiteter Strophanthus scheint unwirksam zu sein, und reines chemisches Ouabain scheint, wenn überhaupt, nur eine schwache Wirkung zu haben. Die Dosis liegt bei einer Kapsel, die dreimal täglich auf leeren Magen eingenommen wird.

Melatonin

Ein weiteres Nahrungsergänzungsmittel, dessen Einnahme jeder, der gegen Krebs kämpft, in Erwägung ziehen sollte, ist Melatonin. In seiner Kosmologie erörtert Rudolf Steiner wiederholt sein Konzept unserer vier »Leiber«, zu denen sich Genaueres in vielen seiner Schriften und in meinem Buch *The Fourfold Path to Healing* findet. Er lehrte, dass wir nicht nur aus einem physischen Körper oder Leib, sondern auch aus einem Äther- oder Wasserleib, einem Astral- oder Luftleib und einem Ich oder Wärmeleib bestehen. In diesem Buch ging es überwiegend um eine Beschreibung der Rolle und Funktion unseres Wasser- oder Ätherleibs und um die Interaktion dieses Leibes mit unserer physischen Substanz in Gesundheit und Krankheit.

Eine andere von Steiners grundlegenden Lehren besagt, dass wir im Schlaf oder im Koma unsere Substanz (den physischen Körper) behalten, wir sind lebendig, also ist auch der Äther- oder Wasserleib noch vorhanden, aber Seele (Bewusstsein) und Ich (Selbst-Bewusstsein) verlassen den ätherisch-stofflichen »Komplex«. Durch diese Trennung können Äther- und physischer Körper heilen, unbehindert von den Forderungen unseres fühlenden und denkenden Lebens. Dieses Konzept kommt in unserer Alltagssprache zum Ausdruck, wenn wir von einem Menschen im Koma sagen, er vegetiere oder befinde sich in einem vegetativen Zustand; mit anderen Worten, er sei, was die Zusammensetzung des Körpers betrifft, eine Pflanze. Wichtig ist in diesem Zusammenhang nicht die Ausdrucksweise, sondern die Tatsache, dass unser Ätherleib imstande ist, im Schlaf ungehindert mit unserem physischen Körper zu interagieren, und dass dies der Zustand ist, in dem Heilung stattfinden kann. Dieses Konzept wird inzwischen mit unserem zunehmenden Wissen über die Bedeutung und Heilkraft des Schlafes allmählich auch von der Mainstream-Medizin anerkannt.[1]

Das Hormon Melatonin ist zweifellos die physische Substanz, die am engsten mit dem Schlaf verbunden ist. Melatonin wird nicht nur im Gehirn gebildet, sondern auch in anderen Geweben wie dem Darm, der Thymusdrüse, dem Knochenmark und den Zellen unseres Immunsystems. In erster Linie wird es im Schlaf gebildet – reichlicher, wenn wir in einem vollständig dunklen Raum schlafen –, und seine Synthese wird gehemmt, wenn wir externen elektromagnetischen Feldern ausgesetzt sind. Bei den meisten Menschen über 50 geht die Melatoninproduktion nahezu vollständig zurück, und bei altersbedingten Erkrankungen hilft es oft, die Melatoninreserven aufzufüllen. Zu den Krankheiten, bei denen sich Melatonin als wirksam erwiesen hat, gehören Infektionen, Herz-Kreislauf-Erkrankungen wie Bluthochdruck, oxidativer Stress, Alzheimerkrankheit und andere neurodegenerative Erkrankungen, Makuladegeneration und Krebs. Die Wirkung von Melatonin beruht auf einer ganzen Reihe biochemischer Abläufe und begünstigt unter anderem die Stimulierung des Immunsystems, die Steigerung der Apoptose, den Schutz vor Strahlenschäden, die Telomeraseinhibition und vieles andere mehr. Zusätzliche Gaben von Melatonin verlängern nachweislich die Überlebenszeit, verstärken die Wirkung einer Chemotherapie und regen die Tumorregression an.[2] In der medizinischen Literatur gibt es keinen einzigen Kennwert hinsichtlich der Krebstherapie, der nicht positiv auf die Melatoninsupplementierung anspricht.

Die Literatur zur Rolle von Melatonin bei der Verbesserung von Krebsparametern ist belastbar und überzeugend. Erwähnt wird darin allerdings nicht, dass Melatonin das hormonelle, physische Korrelat – oder der Marker – der Aktivität eines ungehinderten Wasser- oder Ätherkörpers ist, welche sich ausschließlich im Schlaf abspielt. Daher ist seine Verwendung bei dem von mir vorgeschlagenen Ansatz gerechtfertigt, nämlich einer Heilungsstrategie, die am Wasserleib des Menschen ansetzt.

Die wirksamste Dosierung von Melatonin bei anderen Erkrankungen als Krebs scheint viel höher zu sein als die Dosen, mit denen üblicherweise gearbeitet wird. Mit den hier folgenden Dosierungsvorschlägen lassen sich optimale physiologische Zustände erreichen. Bei anderen Krankheiten als Krebs liegt die Dosierung bei 180 Milligramm vor dem Schlafengehen; zur Krebsvorbeugung oder -therapie lautet die optimale Dosierung wahrscheinlich 60 Milligramm viermal täglich, nämlich vor dem Frühstück, vor dem Mittagessen, vor dem Abendessen und vor dem Schlafengehen. Wie jede Therapie sollte auch die Dosierung von Melatonin in Abstimmung mit dem behandelnden Arzt oder Onkologen vorgenommen werden.

Wasser

Das ideale Wasser für den allgemeinen Konsum sollte von Gift- und Zusatzstoffen frei sein. Fernerhin sollte es Wasser mit geringem Deuteriumgehalt sein, das durch Kanäle fließt, die eine natürliche Verwirbelung ermöglichen. Idealerweise würde an die Stelle von kostspieligen individuellen Wasserversorgungssystemen eine öffentliche Wasserversorgung für jedermann treten, zu der sich einzelne Gemeinden zusammenschließen. Leider ist diese ideale Situation für die meisten Menschen keineswegs Realität. Stattdessen trinken wir Wasser mit hohem Deuteriumgehalt, das voll von Giftstoffen wie Chloraminen, Fluoriden, Medikamentenrückständen und zahllosen anderen unerwünschten Substanzen ist. Offensichtlich ist dies ein Thema, mit dem sich jeder auseinandersetzen muss, der Heilung von einer chronischen Erkrankung sucht. Zurzeit kenne ich keine Ideallösungen. Einige Firmen verkaufen Wassersorten, die nach entsprechender Verarbeitung weniger Deuterium enthalten, und das sind die Wasser, die die in Kapitel 9 beschriebenen heilsamen Ergebnisse gebracht haben.

Um DDW zu nutzen, bieten sich zwei gängige Strategien an. Bei der ersten wird der Deuteriumgehalt im Trinkwasser über mehrere Monate allmählich gesenkt. Bei der zweiten trinkt man von Anfang an sehr stark (auf 25 ppm) abgereichertes Wasser und lässt dieses allmählich die Deuteriumkonzentration in den Zellen verdünnen. Ich bevorzuge die erste Methode: Alles Wasser, das Sie in den ersten 2 Monaten trinken, hat etwa 125 ppm. Danach können Sie für 2 Monate auf einen Gehalt von 105 ppm, für 2 weitere Monate auf einen Gehalt von 75 ppm und schließlich für 6 Monate auf 60 ppm heruntergehen. Einige Spezialisten plädieren dafür, den Deuteriumspiegel im Gewebe zu testen und die Therapie entsprechend einzustellen. Das ist ein neuerer Ansatz, der gründlich erforscht werden sollte.

Einige Firmen verkaufen Gletscherwasser aus den Rocky Mountains, das etwa 135 ppm Deuterium enthält. Es ist in Plastikflaschen abgefüllt, was alles andere als ideal ist, und das Wasser steht monatelang in den Flaschen, sodass es vermutlich jegliche Struktur verloren hat, bis es endlich konsumiert wird. Hinzu kommt, dass die Senkung der Deuteriumkonzentration auf 135 ppm vielleicht nicht ausreicht, um therapeutisch relevant zu sein.

Es ist absolut und dringend notwendig, für alle Gemeinden eine Technologie zur sicheren Produktion von DDW zu finden. Es sollte in allen oben erwähnten ppm-Konzentrationsstufen hergestellt, durch einen Wirbel geleitet und zu günstigen Preisen in Glasflaschen verkauft werden. Bis das geschieht, setzt man sich am besten mit den in Anhang A (Seite 210) aufgeführten Firmen in Verbindung, die DDW herstellen und Informationen zu seiner Anwendung liefern können.

Mistel

Von allen hier beschriebenen Interventionen ist es bei der Mistel am wichtigsten, einen Therapeuten zu finden, der sehr erfahren in ihrer Anwendung ist. Ich habe Ende der 80er-Jahre mit der Anwendung von Mistel-Präparaten bei Patienten begonnen und seitdem Hunderte von Patienten behandelt. Wie bei allen Dingen, die es wert sind, sich mit ihnen zu beschäftigen, tauchen mit zunehmendem Wissen auch immer mehr Fragen auf. Insgesamt habe ich bei der Mistel den Eindruck, dass wir sie zu zurückhaltend anwenden. Die Mistel verursacht bei der üblichen Anwendungsweise, der subkutanen Injektion, eine deutliche lokale Reaktion und, sofern das beabsichtigt ist, eine starke Fieberreaktion. Meiner Erfahrung nach muss man eine sichtbare und deutliche Reaktion auslösen, wenn man Erfolg haben will. In den vergangenen 5 Jahren habe ich ausschließlich mit Helixor-Mistelinjektionen gearbeitet, da diese die verlässlichsten Reaktionen auslösen und die besten klinischen Ergebnisse erzielen.

In Deutschland und den meisten europäischen Ländern sind viele verschiedene Mistel-Präparate erhältlich. Das am meisten verwendete und am gründlichsten untersuchte ist Iscador, eine

Art von fermentiertem Mistel-Extrakt. Viele Firmen haben jedoch inzwischen mit unterschiedlichen Präparaten experimentiert, um einen höheren Wirkungsgrad zu erzielen. Manche Präparate enthalten die Wirkstoffe in konzentrierter Form, so die Viscotoxine und Mistellektine. Es gibt auch nicht fermentierte Sorten sowie Sorten von verschiedenen Bäumen, in denen jeweils unterschiedliche Wirkstoffe konzentriert sind. Ebenso einige Präparate, für die Mistellektine gereinigt und dann den Ampullen wieder zugefügt werden.

Die Firma Helixor bietet ein unfermentiertes Präparat aus Misteln an, die entweder auf Tannen, Apfelbäumen oder Kiefern wachsen. Jedes dieser Mistel-Produkte hat unterschiedliche Eigenschaften und ist für unterschiedliche Arten von Krebs (und unterschiedliche Arten von Menschen) indiziert. Helixor betreibt eine Internetseite, auf der die jeweiligen Eigenschaften jeder Mistelsorte erklärt werden, sowie ein Programm, bei dem jeder Patient oder Therapeut überall auf der Welt bei dem Ärzteteam von Helixor erfragen kann, welche Mistelsorte jeweils geeignet und wie sie anzuwenden ist. Meiner Ansicht nach sollte sich jeder Patient und jeder Arzt, der noch keine Erfahrung mit der Anwendung von Mistel-Präparaten hat, bei einer Therapie von Helixor begleiten lassen und deren Fachwissen in vollem Umfang nutzen.

Im Allgemeinen geht der Arzt bei einem neuen Krebspatienten so vor, dass er zunächst den Primärtumor und das befallene Organ der Mistelart zuordnet, die diesem Tumortyp entspricht. Bei Prostatakrebs zum Beispiel ist es die Mistelart, die auf Tannen wächst. Dann gibt sich der Patient dreimal wöchentlich eine subkutane Tannenmistelinjektion in den Unterbauchbereich. Praktisch alle Patienten beherrschen diese Technik schnell. Man beginnt mit Serie 1 und erhöht allmählich die Dosis, bis die Mistel entweder eine örtlich begrenzte Rötung (mindestens so groß wie ein Silberdollar) oder Fieber hervorruft. Die Dosis wird so lange beibehalten, bis der Patient keine Reaktion mehr darauf zeigt, dann wird sie weiter gesteigert. Diese Strategie von drei Injektionen pro Woche etabliert gewissermaßen einen Dialog zwischen dem Immunsystem des Patienten und der Mistel. Wir erhöhen die Dosis jedes Mal so lange, bis das Immunsystem uns mitteilt, dass es angeregt wurde, lassen dann die Dosis unverändert, bis keine Reaktion mehr auftritt, und erhöhen sie dann erneut. Auf diese langsame, schrittweise Art steigern wir von 1 Milligramm der schwächsten Tannenmistel bis zu 150 Milligramm der stärksten Kiefernmistel. Wir bleiben immer so lange bei derselben Baumart, bis bei dieser Anwendungsweise keine Reaktionen mehr auftreten. So erreichen wir über die Jahre eine kontinuierliche Interaktion und einen Dialog zwischen der Reaktionskraft des Immunsystems des Patienten und der Mistel.

Natürlich ergeben sich während der Therapie zahlreiche feine Abstufungen. Hier sind die Unterstützung eines erfahrenen Arztes und der Dialog mit dem Helixor-Team entscheidend, das prompt, effizient und für gewöhnlich verständnisvoll und einfühlsam reagiert. Meiner Erfahrung nach lösen die Mistel-Präparate von Helixor die ausgeprägtesten Fieber- und lokalen Reaktionen aus. Nachdem ich mich auf die ausschließliche Verwendung von Helixor-Misteln umgestellt hatte, übertrafen meine klinischen Ergebnisse bei Weitem die, die ich vorher mit der Verwendung anderer Präparate erzielt hatte. (Alle Patienten, deren Fälle ich in Kapitel 7 erörtert habe, verwendeten Helixor-Misteln.)

Leider sind Helixor-Mistel-Präparate derzeit in allen Ländern erhältlich, *nur nicht* in den Vereinigten Staaten. Wenn man in der Antarktis, im Yemen, auf Kuba, Haiti, in Bolivien oder Frankreich lebt, kann man sich Helixor-Mistel-Präparate samt genauer Gebrauchsanweisung per Online-Bestellung in wenigen Wochen nach Hause liefern lassen. Dann braucht man nur noch eine Packung 3-ml-Spritzen mit 25 Gramm, 16-mm-Kanülen und ein

YouTube-Video, wie man sich selbst eine Subkutaninjektion in den Bauch gibt. Lieferung und Gebrauch dieser Materialien gelten überall auf der Welt als sicher und legal, außer in den Vereinigten Staaten. Man muss sich fragen, warum das so ist. Ich kann nur wiederholen, dass es eventuell sinnlos erscheint, eine Therapie vorzuschlagen, die in den Vereinigten Staaten noch nicht möglich ist, aber dies ist ein Buch über meine Erfahrungen mit Krebs, und ich will darin berichten, welche Mittel meiner Beobachtung nach am wirksamsten sind.

EMF-Exposition einschränken oder beseitigen

Die Hauptprämisse dieses Buches lautet, dass gesundes Zytoplasmagel gleich Gesundheit ist. Wenn sich der Zustand der Gele in unserem Zytoplasma verschlechtert, leidet auch unsere Gesundheit und es kommt irgendwann zu Krankheiten wie Krebs. Im Hauptteil des Buches habe ich den Prozess vom Zerfall der Zytoplasmagele bis zum späteren Auftreten von Krebs Schritt für Schritt nachgezeichnet. Zytoplasmagele werden aus dem Wasser in unserem Körper gebildet; das Wasser strukturiert sich in einen gelförmigen Zustand durch die Umgebungsenergien, die auf uns einwirken. Das wird in einem von Dr. Pollacks Experimenten mit der Zirkulation von Wasser durch hydrophile Röhrchen in einem Becher veranschaulicht. Wenn man ein hydrophiles Röhrchen in einem Becher Wasser in eine Bleikiste stellt, bildet sich kein Gel und es kommt auch nicht zu einer Bewegung des Wassers durch das Röhrchen. Nimmt man jedoch den Becher aus der Bleikiste heraus und lässt ihn von der Sonne bescheinen, so bildet sich innerhalb des

Röhrchens eine Gelschicht. Durch die Entfernung des Bleis und das Hinzufügen von Sonnenlicht werden die Ladungen im Wasser separiert und die Bewegung setzt ein. Dasselbe geschieht, wenn man den Becher auf die Erde stellt oder sogar, wenn man die Hände auf den Becher legt. Es gibt viele Energiequellen in der Umwelt, die biologische Systeme nach Bedarf nutzen können, um im Körper- oder Zellinneren Gele zu bilden. Das ist die Lebensenergie.

Eine der wichtigsten Quellen (wenn nicht *die* wichtigste) von destruktiver Energie, die unsere Fähigkeit, gesunde Zytoplasmagele zu bilden schwächt, anstatt uns zu helfen, solche Gele zu bilden, sind die nicht ionisierenden Strahlen, auch unter dem Namen elektromagnetische Felder oder EMF bekannt. Solange Menschen und andere Lebensformen ionisierenden Strahlen in dem gegenwärtigen Umfang ausgesetzt sind, werden wir unser Krebsproblem nie lösen. Vielleicht das Erste, das ein an Krebs erkrankter Mensch tun sollte, oder einer, der den Verdacht hat, er sei bereits erkrankt oder könne später daran erkranken (also wir alle), ist, sich so gut wie möglich vor EMF-Exposition zu schützen.

Die Ergebnisse der wissenschaftlichen Forschung zur EMF-Exposition aufgrund der Nutzung moderner Technologien wie Computer, Fernsehgeräte, Tablets, Mobiltelefone und aller anderen elektronischen Geräte sind eindeutig. Die EMF-Exposition, die für die heutige Bevölkerung die Norm darstellt, ist karzinogen, besonders was Hirntumore und in noch stärkerem Maße Hirntumore bei Kindern angeht. Das Ausmaß ist dosisabhängig, wie bei jeder krebsauslösenden Exposition zu erwarten ist. Das heißt, je höher die Exposition, desto wahrscheinlicher wird es, dass sich ein Krebs entwickelt. Ich möchte anregen, dass Sie so viel wie möglich zu diesem Thema lesen.[3]

Ich gestehe, dass es mir etwas widerstrebt, diese Frage eingehend zu erörtern, und das liegt zum Teil an der Aussichtslosigkeit einer solchen Diskussion. (Außerdem glaube ich, dass ich selbst in dieser

Hinsicht noch sehr viel zu lernen habe, denn dies ist ein riesiges Gebiet.) Es ist gar nicht klar, ob es überhaupt Möglichkeiten gibt, sich vor der EMF-Exposition zu schützen, die normalerweise jetzt schon herrscht. Mit der Einführung von 5G ab 2019 wird sich die Situation vermutlich noch exponentiell verschlechtern. Gut möglich, dass sich das biologische Leben auf der Erde innerhalb der nächsten 2 Jahre einer toxischen Exposition gegenübersieht, die frühere Begegnungen mit Dingen wie Plutonium, DDT und Kunststoff wie ein Kinderspiel erscheinen lässt. Es reicht nicht zu behaupten, dass EMF-Expositionen unmöglich negative Wirkungen haben können, nur weil man dabei nichts »spürt«. Aus unseren Erfahrungen mit der Strahlenlast bei Routine-Röntgenuntersuchungen haben wir gelernt, wie sehr man sich in solchen Dingen irren kann.

In letzter Zeit habe ich allerdings von Strategien erfahren, wie der Einzelne die Schäden durch EMF-Exposition zumindest verringern kann. Auch hier bietet Anhang A (Seite 211) weiterführende Informationen zu diesen Strategien. Ich rate inzwischen jedem an Krebs Erkrankten, über diese Strategien nicht nur möglichst bald nachzudenken, sondern sie auch tatsächlich umzusetzen. Und zwar sofort. Es gibt zwar noch keine Forschungsergebnisse hinsichtlich der therapeutischen Wirksamkeit dieser Interventionen, aber sie vermindern alle nachweislich die schädlichen Auswirkungen der EMF-Exposition auf verschiedene Aspekte unserer Biologie. Die erste besteht in einfachen Armbändern von der Firma Energy Armor, die mit Kristallen imprägniert sind, die anscheinend die toxischen Effekte der normalen und üblichen EMF-Exposition mindern. Diese Armbänder sollte man am besten zusammen mit Erdungsmatten verwenden, die von Radiant Life vertrieben werden.

Die zweite Maßnahme ist die Saunatherapie in dem Faraday-Käfig von SaunaSpace. Die Saunatherapie mit Glühlampen- und Rotlichttherapie lindert nachweislich einige der Auswirkungen der EMF-Exposition. Mit diesem Produkt kann man in einem »Zelt« saunieren, das gegen EMF abschirmt. Und schließlich gibt es mittlerweile ganz einfache technische Vorrichtungen, mit denen Sie Ihr Schlafzimmer in eine EMF-freie Zone verwandeln können. Damit können Sie zumindest 8 oder mehr Stunden täglich in einem Raum »nach Art unserer Vorfahren« verbringen, in dem nur natürliche EMF-Exposition gegeben ist (d.h., dieselbe wie in der Zeit vor den technischen Eingriffen durch den Menschen). Man hofft, dass dadurch der Körper in der Nacht genesen kann, weil einige der toxischen Wirkungen der EMF-Exposition abgemildert werden. Shielded Healing ist eine der Firmen, die diese technischen Geräte sowie EMF- Wohnraumanalysen anbietet.

Informationen über EMF gehören in jedes Buch über menschliche Gesundheit und Krankheit. Letzten Endes müssen wir uns der Tatsache stellen, dass wir die Möglichkeit für gesundes biologisches Leben auf der Erde zerstören. Niemals hat es Studien gegeben, um die Sicherheit der massivsten technischen Neuerungswelle in unserer Geschichte zu beweisen. Wir befinden uns inmitten einer existenziellen, spirituellen Krise. Die Bewältigung dieser Krise könnte über unsere Zukunft entscheiden.

Sonstige Maßnahmen

Natürlich gibt es eine fast endlose Zahl an hochwertigen und nicht toxischen Maßnahmen, die den Menschen bei den unterschiedlichsten Krankheiten bereits helfen konnten und dies auch in Zukunft tun werden, unter anderem bei Krebs. Ich habe hier diejenigen aufgenommen, die nach meiner Erfahrung die vielversprechendsten Therapien sind, und alle stützen meine These zur

Ätiologie von Krebs. Einige weitere Interventionen, die ebenfalls hilfreich sein können, sollen noch kurz erwähnt werden.

Saunatherapie

Dass jede Therapie, die Fieber simuliert, für Krebspatienten hilfreich ist, ist nicht weiter überraschend. Eine sehr alte derartige Methode ist der Einsatz diverser Sauna- oder Wärmetherapien, etwa in Schwitzhäusern. Eine Saunatherapie, die die gelreinigende Wirkung des Schwitzens mit der Immunstimulierung durch Hitze und den Energieschub durch Lichtexposition mit bestimmten Wellenlängen kombiniert, fördert unser Vorhaben, gesündere intrazelluläre Gele zu schaffen. All diese Anforderungen erfüllt das Gerät von SaunaSpace. Es verbindet Wärme- und Farbtherapie in einem vollkommen EMF-freien Faraday-Käfig. Wie bei jeder Sauna sollte die Nutzung der individuellen Situation angepasst sein, aber die Regel sind 20–30 Minuten täglich.

Vitamin C

Hochdosiertes Vitamin C, besonders wenn es intravenös verabreicht wird, ist eine weitere wichtige Behandlungsmethode bei Krebspatienten. Hochdosiertes Vitamin C wird in den Zellen in Wasserstoffperoxid umgewandelt, das speziell für manche Arten von Krebszellen hochtoxisch ist. Es kann als eine minimal toxische Form der Chemotherapie betrachtet werden. Vitamin C ist außerdem ein notwendiger Cofaktor bei der Bildung von Kollagenen, den Proteinen, die die intrazelluläre Matrix bilden, nach der sich das intrazelluläre Wasser strukturiert. Und schließlich trägt Vitamin C zur Verbesserung der Immunfunktion bei und hilft so vielen Menschen, die gegen eine chronische Krankheit kämpfen.

Hochdosiertes Vitamin C wird zwar meist intravenös verabreicht, aber in den letzten Jahren wurde nachgewiesen, dass neuere, liposomale Formen fast ebenso wirksam sind wie die intravenöse Anwendung. Da Krebszellen unter Fastenbedingungen Vitamin C gieriger aufnehmen, weil es chemisch eine starke Ähnlichkeit mit Glukose aufweist, ist hochdosiertes liposomales Vitamin C am Ende einer kurzen Fastenperiode eine sichere und effektive Strategie, die gute Wirkung zeigt. Ich beginne bei Stunde 16 des täglichen Intervallfastens mit jeweils 5 Gramm oralem liposomalem Vitamin C alle 15 Minuten, in insgesamt zehn Gaben. Das bedeutet die Aufnahme von insgesamt 50 Gramm liposomalem Vitamin C, etwa dieselbe Menge wie bei den meisten intravenösen Therapien. Nach den zehn Gaben wartet man 30 Minuten, und dann kann das Fasten gebrochen werden. Diese Therapie kann man bei vielen Krebserkrankungen über viele Monate zwei- bis dreimal wöchentlich mit guter Wirkung durchführen.

Kaffeeeinläufe

Kaffeeeinläufe sind eine einfache, unkomplizierte Maßnahme bei vielen ganzheitlichen Krebstherapien. Der zugrunde liegende Gedanke ist einfach. Das über den Enddarm eingebrachte Koffein weitet den großen Gallengang, sodass die Gallenflüssigkeit besser in den Dünndarm abfließen kann. (So wie es effizienter ist, all seinen Müll an die Straße zu stellen, verhindert man hiermit die Ansammlung von Giftstoffen im Blut, in den Zellen und in den Geweben.) Die Gerson-Therapie arbeitet in der Intensivphase häufig mit Kaffeeeinläufen alle 2–4 Stunden. Viele Menschen sind der Ansicht, dass ein täglicher Kaffeeeinlauf ihr Allgemeinbefinden verbessert und das Krankheitsgefühl und die Lethargie vertreibt, die die Folge einer unzureichenden Entgiftung sind. Im Internet findet man viele gute Anleitungen für Kaffeeeinläufe, mit Informationen zu dem besten Equipment, der richtigen Kaffeemenge und sogar der besten Bezugsquelle für Kaffee in der richtigen Qualität für Einläufe.

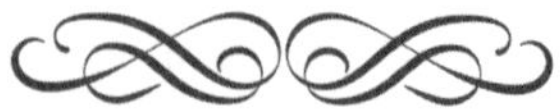

Wie ich zu Beginn dieses Kapitels betont habe, ist jede konzeptionelle Planung einer Krebstherapie zwangsläufig schablonenhaft und hat daher ihre Grenzen. Allerdings hoffe ich, dass dieser Plan Sie zu einem Dialog mit Ihrem Therapeuten anregen und Ihren Horizont hinsichtlich der bestehenden Möglichkeiten erweitern wird. Ein neuer Tag in der Krebstherapie zieht auf, und zwar bald. Die Tage des ausschließlichen Wegschneidens, Verbrennens und Vergiftens sind gezählt. Je schneller dieser neue Tag kommt, desto besser.

Kapitel 13

Krebsvorsorgeuntersuchung – ja oder nein?

Wir leben in einem Überwachungsstaat – und das schließt medizinische Überwachung ein. Ich spreche hier davon, dass uns gesagt (manchmal befohlen) wird, zur jährlichen Krebs*vorsorge*untersuchung zu gehen. Tun wir das nicht, so werden wir vielleicht als *böse* oder *dumm* angeprangert, oder man lässt uns spüren, dass es ja unsere eigene Schuld sei, wenn wir krank werden, weil wir uns einer Unterlassung schuldig gemacht haben. Aber gibt es denn irgendeinen Beweis, dass uns diese vielen unangenehmen Untersuchungen tatsächlich ein langes und besseres Leben bescheren?

In dieser Frage bin ich der hervorragenden Arbeit eines Hausarztes und Epidemiologen aus New Hampshire namens H. Gilbert Welch zu Dank verpflichtet, der das wichtigste Buch verfasst hat, das je über die Wissenschaft der Vorsorgeuntersuchungen geschrieben wurde: *Should I Be Tested for Cancer?*[1] Darin argumentiert er, dass Krebsvorsorgeuntersuchungen zwar eine feine Sache für die Medizinindustrie sind, aber keineswegs so gut für den Patienten.[2]

Um Welchs grundlegendes Argument zu verstehen, müssen wir einige Begriffe klarstellen. Wenn wir von *Vorsorgeuntersuchungen* sprechen, meinen wir damit ausschließlich die Untersuchung eines gesunden Menschen, der keine Anzeichen oder Symptome der Krankheit aufweist, auf die er untersucht wird. Mit anderen Worten, eine Mammographie bei einer gesunden 53-Jährigen ohne

Symptome ist eine *Vorsorgeuntersuchung*, eine Mammographie bei einer Frau mit blutigem Ausfluss aus den Brustwarzen ist eine *diagnostische* Untersuchung – sie wird durchgeführt, um die Ursache der Blutung zu ermitteln. Ein Routine-PSA-Test, also ein Test zur Entdeckung von Prostatakrebs, bei einem 65-jährigen Mann ohne Symptome ist eine Vorsorgeuntersuchung. Derselbe Test bei einem 65-Jährigen, der Probleme beim Wasserlassen hat, dient diagnostischen Zwecken. In diesem Kapitel spreche ich nur von Vorsorgeuntersuchungen, nicht von der Durchführung der gleichen Untersuchungen, die die Ursache eines bestimmten Symptoms oder einer Gruppe von Symptomen klären sollen.

Es scheint selbstverständlich und kaum der Diskussion wert, dass es besser ist, einen Krebs früh zu erkennen und ihn nicht erst in einem späteren Stadium zu diagnostizieren, vielleicht sogar erst dann, wenn der Tumor schon Metastasen gebildet hat. Tatsächlich scheint das so selbstverständlich, dass manche Leute sogar die Notwendigkeit bezweifeln, die Effizienz der Krebsvorsorgeuntersuchungen überhaupt zu untersuchen. Wie ich selbst in früheren Kapiteln geschrieben habe, ist ein Krebs im Stadium IV nur sehr schwer erfolgreich zu behandeln und bildet sich nur selten, wenn überhaupt, von selbst zurück. Sie könnten jetzt meinen, ich sei ein ganz entschiedener Fürsprecher der aggressiven Krebsvorsorgeuntersuchungen, wenn auch nur aus dem Grund, dass die Früherkennung eines Krebses meinen ganzheitlichen Therapien eine sehr viel größere Chance auf Erfolg geben würde als die Behandlung von Menschen, deren Krebs schon weiter fortgeschritten ist.

Bei näherem Hinsehen, und wenn wir tatsächlich in Studien den Nutzen von Krebsvorsorgeuntersuchungen nachzuweisen versuchen, ergibt sich ein anderes, problematischeres Bild. Dieses ist auch deswegen so unklar, weil heutzutage anscheinend jeder eine »Tante Bessie« kennt, die zum Glück ihren Brustkrebs früh entdeckte, sich einer Operation unterzog, mit Bestrahlungen und

Chemotherapie behandelt wurde und 10 Jahre später immer noch unter uns weilt. Wie sollten wir nicht dankbar dafür sein, dass sie aufgrund unserer Vorsorgeprogramme noch am Leben ist? Nun ja, wir müssen uns die Studien über Krebsvorsorgeuntersuchungen ansehen, um herauszufinden, wie das mit Tante Bessie vielleicht wirklich war.

Führt man eine Vorsorgeuntersuchung auf eine potenziell aggressive Krankheit wie Krebs durch, muss man sich darüber im Klaren sein, dass »Früherkennung« nicht unbedingt zu einem anderen klinischen Ergebnis führt und dass, wenn eine Erkrankung in einem frühen Stadium erkannt wird, gerade die Beurteilung der unterschiedlichen Ergebnisse problematisch wird. Wenn wir beispielsweise eine Art von Krebs untersuchen, der, wie etwa der Bauchspeicheldrüsenkrebs, in der Regel innerhalb eines Jahres von seinem ursprünglichen Ort (der Primärlokalisation) auf entfernte Körperstellen übergreift, so sollte klar sein, dass Vorsorgeuntersuchungen auf Bauchspeicheldrüsenkrebs, die nur alle 10 Jahre durchgeführt werden, das Ergebnis vermutlich nicht signifikant verändern. Einen Bauchspeicheldrüsenkrebs erkennt man im CT nach 6 Monaten, bei einem Untersuchungsturnus von 10 Jahren wäre die Wartezeit von weiteren 9,5 Jahren zu lang; bis zur nächsten Vorsorgeuntersuchung wäre der Betreffende längst an seinem Bauchspeicheldrüsenkrebs gestorben. Ein Patient müsste extremes Glück haben, damit der Tumor sich in den wenigen Monaten vor der alle 10 Jahre durchgeführten Vorsorgeuntersuchung so entwickelt, dass er auf dem Scan sichtbar wird und wirklich früh erkannt werden kann. Das gilt für alle Vorsorgeuntersuchungen. Sie erkennen per definitionem in erster Linie langsam wachsende und daher weniger aggressive oder gefährliche Tumore. Die schnell wachsenden Krebsarten, bei denen die Prognose am ungünstigsten ist, werden im Rahmen von Vorsorgeuntersuchungen nicht erfasst und meist nur entdeckt, weil sie Symptome verursachen.

Die logische Konsequenz ist, dass Studien zu Krebsvorsorgeuntersuchungen immer höhere Heilungsraten zeigen, als es ohne Vorsorgeuntersuchungen der Fall wäre, doch ohne dass deswegen die Krankheit günstiger verlaufen würde.

Es heißt, dass vom Auftreten der ersten Brustkrebszelle bis zu dem Zeitpunkt, zu dem der Tumor in der Mammographie bei der Vorsorgeuntersuchung nachzuweisen ist, etwa 8–10 Jahre vergehen. Wenn der Krebs tastbar ist, befindet er sich schon seit 10–12 Jahren im Körper. Wir wissen nicht, ob es klinisch von Bedeutung ist, wenn der Krebstumor 2 Jahre früher erkannt wird, besonders angesichts der modernen Therapie bei Brustkrebs. Und wie ich in diesem Buch klarzumachen versucht habe, ist der Krebs nicht der Tumor; der Tumor ist nur ein Anzeichen dafür, dass der Krebs existiert. Krebs ist eine Erkrankung des Zytoplasmas und der Strukturierung des Wassers im Inneren der Zelle. Die Entfernung des Tumors zu einem früheren Zeitpunkt ändert den Krankheitsverlauf nicht. Wie Welch und ein Kollege in einem Artikel im Jahr 2011 über eine große Studie schlossen: »Bei den meisten Frauen, bei denen im Rahmen der Vorsorgeuntersuchung Brustkrebs entdeckt wurde, war die Vorsorgeuntersuchung nicht lebensrettend. Vielmehr erhielten sie entweder eine frühe Diagnose (die keinen Einfluss auf die Mortalität hatte) oder es lag eine Überdiagnose vor.«[3]

In mehreren Studien stellten Welch und seine Kollegen fest, dass Mammographien zur Brustkrebsvorsorge oder Vorsorgeuntersuchungen auf Eierstockkrebs mittels eines CA-125-Tests insgesamt nicht zu einer Verlängerung der Lebenszeit führten.[4] Die Heilungsrate steigt, aber das hat einen einfachen Grund: Wenn man Frauen, bei denen Krebszellen vorhanden sind, die Brust amputiert, werden die meisten nicht an Brustkrebs sterben. Das Problem ist, dass die Gesamtmortalität bei ihnen entweder unverändert bleibt oder sich in manchen Fällen leicht verschlechtert. Mit anderen Worten: Wir haben den Krebs geheilt, aber die Patientin stirbt trotzdem.

Diese komplexe Sachlage macht es so schwierig, Statistiken zur Überlebenszeit von Patienten zu interpretieren, die sich Vorsorgeuntersuchungen unterziehen, denn Verfälschungen sind dabei jederzeit möglich. Wenn wir zum Beispiel die Überlebenszeit einer Gruppe von Frauen, bei denen die Mammographie bei der Vorsorgeuntersuchung einen Brustkrebs nachwies, mit derjenigen von Frauen vergleichen, die selbst einen Knoten in der Brust ertasteten, stellen wir fest, dass die Frauen mit Vorsorgeuntersuchung im Durchschnitt 2 Jahre länger leben als Frauen ohne eine solche. Es sollte doch aber auf der Hand liegen, dass man im Fall der Frauen mit einer Vorsorgeuntersuchung ja auch 2 Jahre früher beginnt, die Jahre zu zählen, die sie noch leben. Wenn die Stoppuhr 2 Jahre früher zu laufen beginnt und die Menschen deswegen 2 Jahre länger zu leben scheinen, ist das ja eigentlich kein Grund zum Feiern.

Zwei weitere von Welch durchgeführte Studien zeigen den Prostatakrebs und das maligne Melanom der Haut betreffend genau dasselbe.[5] Dermatologen entfernen den Amerikanern jedes Jahr Millionen von Melanomläsionen. Deswegen heilen sie Millionen Menschen von einem tödlichen Melanom. Aber wie Welchs Studie zeigt, ist die Prognose für Melanompatienten seit Jahrzehnten unverändert. Dasselbe gilt für Männer mit Prostatakrebs. Wir entfernen jedes Jahr Millionen von Prostatae mit kleinen Tumoren, nur um festzustellen, dass die Prognose bei »beobachtendem Abwarten« (d.h. Nichtstun) identisch gewesen wäre. Wieder hat die sogenannte Heilung des Prostatakrebses keine Auswirkungen auf das Überleben des Patienten.

In einer ähnlichen Studie untersuchte Welch die Behauptung, CT-Vorsorgeuntersuchungen auf Lungenkrebs würden die Prognose für den Patienten verbessern, er konnte jedoch nicht feststellen, dass diese massive Vorsorgeaktion irgendeinen Vorteil gebracht hätte. »Wir kommen zu dem Schluss, dass Ärzte zwei grundlegende Tatsachen im Auge behalten sollten, wenn sie über eine Vorsorgeuntersuchung nachdenken: (1) Die Früherkennung verlängert immer die Überlebenszeit, selbst wenn der Tod nicht hinausgezögert und kein Leben gerettet wird, und (2) randomisierte Studien sind die einzige Möglichkeit, mit Sicherheit festzustellen, ob Vorsorgeuntersuchungen mehr nützen als schaden.«[6]

Das vielleicht erschreckendste Ergebnis, zu dem Welch bei seinen Forschungen kam, und das vielleicht weitestgehend erklärt, warum Vorsorgeuntersuchen nichts bringen, ist folgende Tatsache: Es ist durchaus möglich, dass sich die kleinen Krebstumore in einem frühen Stadium – und das sind die, die bei den Vorsorgeuntersuchungen am häufigsten entdeckt werden – zurückbilden und von selbst verschwinden können und das auch tun. In einer über einen Zeitraum von 14 Jahren durchgeführten Studie zu Brustkrebsvorsorgeuntersuchungen verwendet Welch durchaus vorsichtige wissenschaftliche Formulierungen, aber was er sagen will, ist klar: »Da die kumulative Inzidenz bei der Kontrollgruppe immer niedriger war als bei der Gruppe mit Vorsorgeuntersuchung, ist zu vermuten, dass manche Mammakarzinome, die bei mehrfachen Mammographie-Vorsorgeuntersuchungen entdeckt wurden, bei nur einer Mammographie am Ende eines 6-Jahreszeitraums nicht mehr nachweisbar gewesen wären. Daraus ergibt sich die Möglichkeit, dass der natürliche Verlauf bei einigen in der Vorsorgeuntersuchung entdeckten invasiven Brustkrebstumoren eine Spontanregression ist.«[7]

Heilen wir diese Tumore im Frühstadium, indem wir sie in unseren Vorsorgeuntersuchungen erwischen? Viele von ihnen wären von selbst verschwunden, wenn wir uns nie die Mühe gemacht hätten, nach ihnen zu suchen. Wie war das noch mit Tante Bessie? Wenn sie diese Mammographie nie hätte machen lassen, hätte sich ihr Krebs möglicherweise im Frühstadium von selbst zurückgebildet, und ihr wären das Trauma, die Kosten, die Sorgen und die Toxizität des üblichen Karussells von Operation, Bestrahlung und Chemotherapie erspart geblieben. Das Problem ist, dass wir zum gegenwärtigen Zeitpunkt keine Vorstellung haben, welcher Krebs sich von selbst zurückbildet und welcher wachsen und später zum Problem werden wird. Der einzige Bereich, in dem diese Vorstellung wenigstens in geringem Umfang in die Praxis umgesetzt wird, ist die Behandlung von Prostatakrebs. Wie man bei Prostatakrebs festgestellt hat, ist beobachtendes Abwarten genauso wirkungsvoll wie eine aggressive chirurgische Strategie. Wenn das so ist, was haben dann Vorsorgeuntersuchungen für einen Sinn, abgesehen davon, dass die Menschen und Organisationen, die an der riesigen amerikanischen Krebsindustrie beteiligt sind, immer reicher werden?

Im Laufe der Jahre hat man oft versucht, mich für verschiedene Techniken und Strategien zur Krebsfrüherkennung bei meinen Patienten zu interessieren. Dazu gehören Thermographie, Blutuntersuchungen wie zum Beispiel der AMSA-Test und sogar die Kupferchloridkristallisation oder Biokristallisation, mit der manche anthroposophischen Praxen arbeiten. Diese und zahlreiche andere Tests sind zwar möglicherweise hilfreich bei der Entdeckung verschiedener Krebsarten und vielleicht auch bei der Verlaufsbeurteilung von Krebsbehandlungen. Aber was Vorsorgeuntersuchungen bei größeren Bevölkerungsgruppen angeht, muss ich Welch dahin gehend zustimmen und kann solche Vorsorgeuntersuchungen nicht befürworten, bevor nicht randomisierte Studien eindeutig zeigen, dass sie die gesundheitlichen Prognosen generell verbessern.

Am Anfang dieses Kapitels habe ich auf die Tücken des Lebens in einer Überwachungsgesellschaft hingewiesen. Die von mir geschilderten Beispiele bilden einen winzigen Bruchteil der Überwachung und Verletzung unserer Privatsphäre, auch der medizinischen, der wir routinemäßig unterworfen und gegenüber der wir, wie ich fürchte, mittlerweile desensibilisiert sind. Ich bin einfach nicht bereit, eine regelmäßige Überwachung unseres Körpers hinzunehmen, wenn sie nicht nachweislich unserer Gesundheit nützt. Zum gegenwärtigen Zeitpunkt glaube ich nicht, dass solche Nachweise existieren.

Ich habe den Verdacht, dass das Konzept der Vorsorgeuntersuchungen insgesamt fehlerhaft ist. So wie ich es verstehe, bedeutet es für die Menschen noch mehr Unsicherheit und Konflikte mit ihren gewohnten Gesundheitsdienstleistern. Mir ist klar, dass es als ketzerisch gilt, sich nicht regelmäßig auf seinen Gesundheitszustand untersuchen zu lassen. Gleichzeitig glaube ich allerdings, wir sollten auch bedenken, wie sich solche ständigen Untersuchungen auf unser Gefühl von Freiheit und Unverletzlichkeit auswirken und was es für uns bedeutet, grundsätzlich in einer Art Alarmzustand zu leben. Zumindest möchte ich, dass die Menschen sich über die Probleme in diesem Zusammenhang im Klaren sind und dass jeder ohne irgendeinen Zwang frei über sein oder ihr Vorgehen entscheiden kann. Meines Erachtens wäre dies das Beste, was bei der Diskussion über dieses schwierige Thema herauskommen kann, und deswegen spreche ich es an.

Marcia Angell, die ehemalige Chefredakteurin des *New England Journal of Medicine,* wohl die angesehenste medizinische Zeitschrift der Welt, gab 2009 eine Erklärung ab, die den Kern der Probleme trifft, mit denen wir konfrontiert sind: »Es ist schlicht nicht mehr möglich, einem Großteil der veröffentlichten klinischen Forschungen Glauben zu schenken, sich auf das Urteil vertrauenswürdiger Ärzte oder auf amtliche medizinische Leitlinien zu verlassen. Ich bedauere, dass ich, wenn auch nur allmählich und widerstrebend, in den mehr als 20 Jahren meiner Tätigkeit als Redakteurin des *New England Journal of Medicine* zu dieser Schlussfolgerung gelangen musste.«

Schlussbemerkung

Die Geschichten, die wir uns selbst erzählen, machen unser Leben aus. Kulturen definieren sich durch die Berichte, die wir einander weitergeben. Wenn wir wollen, dass sich in unserem Leben oder unserer Kultur etwas ändert, müssen wir die Erzählungen ändern. Zur jetzigen Zeit leben wir, wenn Sie eine Allegorie gestatten, die Geschichte von *Dornröschen.* Das Königreich, das den Zustand des Friedens und der Gerechtigkeit symbolisiert, liegt unter dem Fluch einer bösen Hexe, die sich übergangen fühlt – dieser ist ein Symbol für das materialistische Denken und die Überzeugung, dass nur die materielle Substanz existiert.

Dieses Bild spiegelt sich in der Beschreibung der Realität, wie wir sie in der Quantenphysik finden. Die manifeste, physische Welt kann in mindestens zwei unterschiedlichen Zuständen existieren. Der eine ist der Zustand als Teilchen; der andere der als Welle. Die Materie in Teilchenform repräsentiert die materielle Natur der Atome. Wenn die Atome als Welle existieren, sind sie fließender, weniger stofflich, sie verhalten sich wie Energie. Ob ein Atom die Erscheinungsform eines Teilchens oder einer Welle annimmt, hängt nach Ansicht der Physiker davon ab, ob es beobachtet wird. Mit anderen Worten: Über den wahren, buchstäblichen Zustand der Bausteine der Materie entscheidet der bewusste Beobachter. Einige Physiker vertreten sogar die These, das Bewusstsein habe die physische Welt ins Dasein geträumt.

In *Dornröschen* liegt die Prinzessin in tiefem Schlaf. Sie symbolisiert die Rettung des Königreichs, einen Zustand von Harmonie, Frieden, Gesundheit, und das mütterliche, wässrige Zytoplasma-Bewusstsein. Sie steht unter dem Fluch des materialistischen, teilchengebundenen, zellkernartigen Bewusstseins der bösen Hexe.

Das Schicksal des Königreichs hängt davon ab, ob die Prinzessin sich von dem Fluch befreit und ihr wahres Selbst erkennt. Das heißt, sie muss erwachen und die Welt der Materie als einen Fluch wahrnehmen, unter den wir ungewollt fallen. Von diesem Fluch muss sie erwachen, nicht zu einer neuen Welt, sondern zum Bewusstsein ihres wahren Wesens.

Unsere heutige Kultur – und das wird nirgendwo so deutlich wie in der Medizin und der Onkologie – leidet unter demselben Fluch. Wir sind von den Versprechungen des Materialismus und der Weltsicht der »Teilchen« verhext worden. Im Bann dieses Fluches haben wir große Gebäude, Dämme und Bauwerke geschaffen. Wir haben den Himmel erforscht und die Tiefsee. Wir haben riesige Computer konstruiert, die die unvorstellbarsten Dinge tun können. Wir haben beschlossen, dass der Mensch nur aus Materie besteht und wie eine Maschine funktioniert. Und wir haben beschlossen, dass die Verursacher von Krebs die Onkogene sind und nicht die Lebenskräfte, die dem wässrigen Zytoplasma innewohnen. Infolgedessen liegen wir nicht nur im Schlaf, was unsere wahre Natur betrifft; wir sind dem Untergang geweiht. Menschen und Kulturen, die nur die materielle Natur des Lebens sehen und anerkennen, haben nicht nur ein falsches Bild von der Welt, sie zerstören auch unweigerlich die einzige Heimstatt, die ihnen zum Leben gegeben ist. Sie versuchen, Leben in Geld zu verwandeln, und zerstören im Gegenzug die lebende Erde. Das ist die Geschichte unserer Kultur und der Krankheit, die wir Krebs nennen.

Der Ausweg aus dieser tragischen Situation wird uns in *Dornröschen* ebenfalls aufgezeigt. Die Prinzessin kann erwachen, das Königreich kann ein Ort des Friedens, des Überflusses und der Harmonie werden, aber nur durch die Intervention des schönen Prinzen. Der Prinz bringt der Prinzessin und der ganzen Menschheit die einfachste, tiefgründigste Gabe, die es gibt. Es ist die Gabe der Liebe. Liebe ist die Kraft, die Energie, die Macht in der Welt, die uns aus diesem tiefen Schlaf aufwecken kann. Liebe, ob zwischen Menschen, zu Tieren oder zu dem ganzen Wunder der Schöpfung, lässt uns erwachen zu der Wirklichkeit unseres wahren Seins. In *Dornröschen* ist es die Liebe, der Kuss des Prinzen, durch den die Prinzessin zu ihrem wahren Sein erwacht. Endlich kann sie sich selbst als ein spirituelles Wesen in menschlicher Gestalt wahrnehmen: ein Wesen, das in beiden Welten leben und sie in Harmonie vereinen kann. Das ist die Geschichte des Yin-Yang-Symbols und die Geschichte der Geburt Jesu. Es ist die Geschichte vom dichten, körperlichen Kern mit dem wässrigen, lebendigen Zytoplasma. Es ist die Geschichte von Krebs und der Herausforderung für unsere Kultur. Wir können entweder zu unserer wahren Natur erwachen, und zwar bald, oder es ist uns bestimmt, alles zu zerstören. Wofür entscheiden Sie sich?

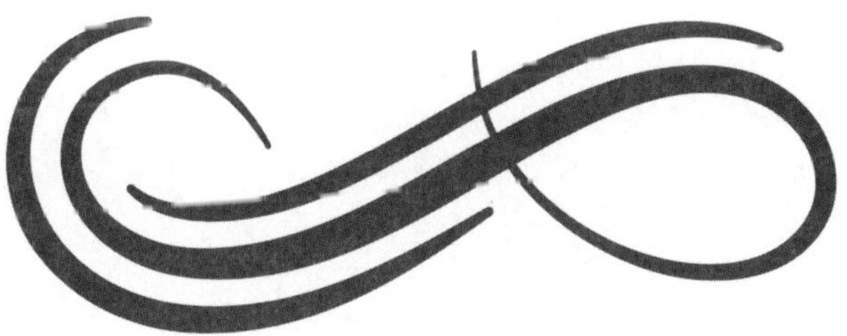

ANHANG A

Empfohlene Bezugsquellen für Therapien und Arzneimittel

Bei den meisten Produkten und Arzneimitteln, die ich in diesem Buch empfehle, ist die Wahl der Bezugsquelle ziemlich unkompliziert. In allen Fällen habe ich, was den Werdegang des Endproduktes betrifft, möglichst viele Aspekte berücksichtigt. Dazu gehörte die Frage, wo das Lebensmittel angebaut wurde und wie es verarbeitet, gelagert und vertrieben wird. In einigen Fällen habe ich mich für eine bestimmte Firma entschieden, weil ihr Gründer beziehungsweise ihre Gründerin einen Großteil seines oder ihres Berufslebens dem Studium des betreffenden Produkts gewidmet hat, wie zum Beispiel Dr. George Birkmayers NADH.

Es gab Fälle, in denen ich für eine bestimmte Pflanze oder Arznei keine zuverlässige Bezugsquelle finden konnte, deswegen wird sie jetzt von einem meiner beiden Familienunternehmen (Dr. Cowan's Garden und Human Heart, Cosmic Heart) hergestellt. Das ist bei Ashitaba und unseren Strophanthus-Kapseln der Fall. Es ist mir klar, dass das vielleicht ein bisschen eigennützig klingt, aber in beiden Fällen war unser Familienunternehmen die einzige Möglichkeit, ein vollkommen biodynamisch angebautes oder wild geerntetes, korrekt verarbeitetes Produkt auf den Markt zu bringen. Es war eine Frage von »Wenn du willst, dass etwas richtig gemacht wird, musst du es selbst machen.« Nach dieser Einleitung hier nun die Liste der Bezugsquellen für die Produkte, die ich in Kapitel 12 erwähnt habe.

Ashitaba

Soweit wir wissen, liefert Dr. Cowan's Garden *(www.drcowansgarden.com)* das einzige verfügbare Ashitaba-Produkt aus heimischem Anbau. Wir beziehen unser Ashitaba von zwei hervorragenden biodynamisch arbeitenden Landwirten in Northern California, die es trocknen und versenden, sodass es in unserer Küche gemahlen und verpackt werden kann.

Chaga-Tee

Mittlerweile findet man im Internet viele gute Bezugsquellen für Chagapilz-Produkte aus Wildsammlung. Eine Tinktur aus Wildsammlung können Sie über Raw Revelations *(www.rawrevelations.com)* und über Human Heart, Cosmic Heart *(www.humanheartcosmicheart.com*) beziehen.

Deuteriumarmes Wasser

Derzeit kenne ich zwei Firmen, die DDW in den Vereinigten Staaten vertreiben. Das Center for Deuterium Depletion *(www.ddcenters.com)* bietet DDW in verschiedenen Stärken an und liefert es an die Kunden. Das Wasser von Divinia *(www.diviniawater.com)* hat einen etwas niedrigeren Deuteriumgehalt als die meisten kommerziell angebotenen Wasser. Er ist allerdings nicht niedrig genug, um von therapeutischem Wert zu sein.

EMF-Armbänder und Erdungsmatten

Energy Armor *(energy-armor.com)* bietet verschiedene Armbänder an, die die toxische Wirkung der EMF-Exposition verringern. Erdungsmatten kann man über den Katalog von Radiant Life *(www.radiantlifecatalog.com)* bestellen.

EMF-Wohnraumanalyse und Lösungen

Shielded Healing bietet Wohnraumanalysen an und empfiehlt eine Reihe von Produkten, die die EMF-Exposition in Ihrem Heim abschwächen können. Über die Internetseite der Firma können Sie Analysen und Beratungen buchen, Produkte erwerben und mehr über EMF-Exposition erfahren *(shieldedhealing.com)*.

Isotonisches Meerwasser nach Quinton

Man bekommt es entweder in Einzelportionen in Alufolie oder in 1-Liter-Glasflaschen. Ich bevorzuge die 1-Liter-Flaschen; die sind allerdings derzeit nicht über das Internet erhältlich. Das ändert sich möglicherweise bald, aber bis dahin können Sie die Einzelpackungen entweder bei Quicksilver Scientific *(www.quicksilverscientific.com)* oder bei Human Heart, Cosmic Heart *(www.humanheartcosmicheart.com)* bekommen.

Klettenwurzel

Derzeit gibt es in den Vereinigten Staaten nur einen nennenswerten kommerziellen Betrieb, der Kletten biologisch anbaut. Sein Produkt ist über Dr. Cowan's Garden *(www.drcowansgarden.com)* erhältlich. Wir beziehen unsere Klettenwurzel direkt von dieser

Quelle, trocknen sie und mahlen sie zu einem leicht zu verarbeitenden Pulver, das wir in Behältern aus Miron-Violettglas lagern.

Kurkuma

Das beste gemahlene Kurkuma ist entweder bei Burlap & Barrel *(www.burlapandbarrel.com)* oder bei Dr. Cowan's Garden *(www.drcowansgarden.com)* erhältlich.

Lebensmittel

Hier reicht es zu erwähnen, dass der Einkaufsführer der Weston A. Price Foundation eine hervorragende Hilfe bei der Suche nach qualitativ hochwertigen Lebensmitteln sein kann. Besonders hilfreich ist er bei weniger gängigen Produkten wie Knochenbrühe und natürlich fermentiertem Gemüse.

Liposomales Vitamin C

Es gibt viele gute Marken von liposomalem Vitamin C. Ich bevorzuge Produkte ohne Gentechnik und ohne Mais, so wie die, die wir über Human Heart, Cosmic Heart anbieten *(www.humanheartcosmicheart.com)*. Auch bei Quicksilver Scientific *(www.quicksilverscientific.com)* ist eine hochwertige Form von liposomalem Vitamin C erhältlich.

Mistel

Die beste Bezugsquelle für Mistel ist die Internetseite von Helixor *(www.helixor.de)*. Auf dieser Seite geben die Mitarbeiter von Helixor auch Empfehlungen, wie Sie die Produkte speziell für Ihre Bedürfnisse zubereiten und dosieren sollten. Wie ich in

Kapitel 12 erwähnte, sind die Vereinigten Staaten derzeit das einzige Land auf der Welt, in das Mistel-Präparate von Helixor nicht eingeführt werden dürfen, aber es steht zu hoffen, dass sich das bald ändert. Es gibt derzeit nur ganz wenige andere Möglichkeiten, in den Vereinigten Staaten Mistelampullen zu bekommen.

NADH

Über NADH muss man vor allem wissen, dass Birkmayer Rapid Energy die einzige Form ist, mit der gleichbleibende Ergebnisse erzielt wurden. Ich beziehe es direkt von Prof. George Birkmayer NADH *(www.birkmayer-nadh.com)*. Über Human Heart, Cosmic Heart ist es ebenfalls erhältlich *(www.humanheartcosmicheart.com)*.

Sauna

Die beste Sauna gibt es bei SaunaSpace *(www.saunaspace.com)*. Es empfiehlt sich, sie in dem patentierten Faraday-Käfig derselben Firma zu benutzen, der EMF-Interferenzen von außen abschirmt.

Strophanthus-Kapseln

Human Heart, Cosmic Heart *(www.humanheartcosmicheart.com)* bietet die einzigen reinen Strophanthus-Samenkapseln an, die in den Vereinigten Staaten erhältlich sind. Unsere Samen werden in Kamerun von 90 bis 120 Meter langen Ranken durch Angehörige des Baka-Stammes geerntet, der die Strophanthus-Ernte schon seit Jahrhunderten betreibt. Die Samen werden gesammelt, getrocknet, zur Verarbeitung nach Deutschland versandt und schließlich in den Vereinigten Staaten durch Human Heart, Cosmic Heart vertrieben.

ANHANG B

Die physiologische Bedeutung von St. Georg, dem Drachentöter, und der *Geburt der Venus*

Betrachtet man verschiedene Gemälde des Heiligen Georg als Drachentöter von Renaissance-Künstlern wie van Dyck und Raffael, so sieht man ihn häufig auf einem weißen Hengst sitzend und mit dem rechten Arm ein rotes Schwert schwingend. Oft scheint das Schwert aus dem rechten oberen Quadranten des Bauches herauszuwachsen, der auch als McBurney-Punkt bezeichnet wird, an dem sich typischerweise Schmerzen der Gallenblase bemerkbar machen. Bei einer Ultraschalluntersuchung des Bauches auf Erkrankungen der Gallenblase dokumentiert der Facharzt in der Regel, ob der Patient Schmerz empfindet, wenn man mit der Ultraschallsonde unmittelbar auf den McBurney-Punkt drückt. In der Esoterik wird der Drache mit den schwefligen, nicht bewusst steuerbaren Stoffwechselprozessen in der Region unterhalb des Zwerchfells assoziiert. Die menschliche Evolution und die Entwicklung des Bewusstseins sind eng miteinander verknüpft, und der Heilige Georg ist eine der mythischen Gestalten, die die Menschheit bei dieser Entwicklung leiten. Er ist der Bote vom Mars, dem roten Planeten; in den esoterischen Überlieferungen ist die Gallenblase das Organ, das mit Mars und dem Metall Eisen assoziiert ist.

Van Dyck und Raffael zeigen also, dass der Heilige Georg über die Gallenblase Eisen in unser Sein bringt. Die Aufgabe von Eisen ist es, zu entgiften, und durch seine Verbindung mit dem Hämmolekül besiegt der Heilige Georg die schwefligen, unbewussten Impulse im Reich unseres Stoffwechsels. Indem wir den Drachen erschlagen, werden wir wachere, bewusstere Wesen, die gemeinsam ein Universum zum Wohle aller schaffen können. Wenn wir unseren unbewussten Impulsen nachgeben, laufen wir Gefahr, Werkzeuge des Todes und der Zerstörung zu werden.

Bei Botticellis *Geburt der Venus* sehen wir ein Gemälde mit azurblauem Grund, das zeigt, wie die Göttin Venus, auch Aphrodite genannt, von einer geöffneten Muschel getragen aus dem Meer aufsteigt. Die Göttin Venus gilt als Vertreterin des Planeten Venus auf der Erde sowie als Göttin der Liebe und der Sinnlichkeit. In der Esoterik ist Venus, sowohl der Planet als auch die Göttin, mit Kupfer und den Nieren assoziiert. Tatsächlich enthält das Blut der Venusmuschel, anders als das Blut von Säugetieren, kein Eisen, sondern Kupfer, und diese Kupferbasis ist der Grund, warum in dem Gemälde das Azurblau erscheint und nicht das Rot des Säugetierbluts. Das Gemälde beschwört starke sinnliche Bilder herauf, als wollte es uns daran erinnern, dass die Welt der Sinne und Emotionen auf Kupfer basiert und mit den Nieren assoziiert ist. Modernen Physiologen mag das merkwürdig vorkommen, aber wir wissen inzwischen, dass die Kappe, die am oberen Ende unserer Niere sitzt, die Nebenniere, für unser emotionales und sexuelles Wohlbefinden eine große Rolle spielt. Mit dieser dramatischen Darstellung der Göttin der Liebe und der Emotionen, die aus dem Reich des Kupfers aufsteigen, erinnert Botticelli uns an die physiologische Bedeutung des Kupfers. In einigen Deutungen dieses Gemäldes heißt es, dass Venus unsere Welt auf Kreta betritt – einer Insel, die nicht zufällig einige der reichsten Kupfervorkommen der Erde besitzt.

Quellenverzeichnis

Alle in diesem Buch aufgeführten Links waren bei Redaktionsschluss aufrufbar. Sollte dies bei Drucklegung nicht mehr der Fall sein, kann der entsprechende Link in der Regel im Internetarchiv *(http://archive.org/web/)* gefunden werden.

Vorwort

1. Lisa Rapaport: »U.S. Health Spending Twice Other Countries' with Worse Results.« *Reuters Health News,* 13. März 2018, *https://www.reuters.com/article/u-s-health-spending-twice-other-countries-with-worse-results-idUSKCN1GP2YN.*

Einleitung

1. Ulrich R. Abel: »Chemotherapy of Advanced Epithelial Cancer – A Critical Review.« *Biomedicine and Pharmacotherapy* 46, Nr. 10 (1992): 439–452, *https://doi.org/10.1016/0753-3322(92)90002-O.*
2. Abel: »Chemotherapy of Advanced Epithelial Cancer.«
3. Abel: »Chemotherapy of Advanced Epithelial Cancer.«
4. Ulrich R. Abel: *Chemotherapie fortgeschrittener Karzinome: Eine kritische Bestandsaufnahme.* Stuttgart, Hippokrates Verlag, 1995.
5. G. Morgan, R. Ward und M. Barton: »The Contribution of Cytotoxic Chemotherapy to 5-Year Survival in Adult Malignancies.« Abstract, *Clinical Oncology* 16, Nr. 8, Dezember 2004, *https://www.ncbi.nlm.nih.gov/pubmed/15630849?report=abstract.*

6. Sylvie Beljanski: »Are We Winning the War on Cancer? The Good News.« *Newsweek,* 25. Februar 2019, *https://www.newsweek.com/are-we-winning-war-cancer-good-news-799096.*
7. American Cancer Society, »Our Research Programs.«, *https://www.cancer.org/research.html.*
8. American Cancer Society, »Cancer Deaths Drop for Second Consecutive Year«. *Science News, Science Daily, https://www.sciencedaily.com/releases/2007/01/070118095233.htm.*
9. American Cancer Society, »Cancer Deaths Drop.«
10. Clifton Leaf: »Why We're Losing the War on Cancer (and How to Win It).« *Fortune,* 09. April 2004, *http://fortune.com/2004/03/22/cancer-medicines-drugs-health/*

Kapitel 1 **Das Scheitern der Onkogentheorie**

1. Ulrich Pfeffer (Hg.): *Cancer Genomics: Molecular Classification, Prognosis and Response Prediction.* Dordrecht, Niederlande, Springer Science+Business Media, 2013, 47, *https://doi.org/10.1007/978-94-007-5842-1_2.*
2. Sebastian Salas-Vega, Othon Iliopoulos und Elias Mossialos: »Assessment of Overall Survival, Quality of Life, and Safety Benefits Associated with New Cancer Medicines.« *JAMA Oncology* 3, Nr. 3 (2017): 382–390, *https://doi.org/10.1001/jamaoncol.2016.4166.*
3. Salas-Vega et al.: »Assessment of Overall Survival.«
4. Courtney Davis et al.: »Availability of Evidence of Benefits on Overall Survival and Quality of Life of Cancer Drugs Approved by European Medicines Agency: Retrospective Cohort Study of Drug Approvals 2009–2013.«

British Medical Journal, Nr. 4530, 4. Oktober 2017, 359, *https://doi.org/10.1136/bmj.j4530.*

5. Davis et al.: »Availability of Evidence.«
6. Davis et al.: »Availability of Evidence.«
7. Ellen R. Copson et al.: »Germline BRCA Mutation and Outcome in Young-Onset Breast Cancer (POSH): A Prospective Cohort Study.« *Lancet Oncology* 19, Nr. 2, 1. Februar 2018, 169–180, *https://doi.org/10.1016/S1470-2045(17)30891-4.*
8. Copson et al.: »Germline BRCA Mutation«.
9. Cheryl Lin et al.: »The Case against BRCA 1 and 2 Testing.« *Surgery* 149, Nr. 6, Juni 2011, 731–734, *https://doi.org/10.1016/j.surg.2010.11.009.*
10. Alexandra J. Van den Broek et al.: »Worse Breast Cancer Prognosis of $BRCA_1/BRCA_2$ Mutation Carriers: What's the Evidence? A Systematic Review with Meta-Analysis.« *PLOS ONE* 10, Nr. 3, 27. März 2015, *https://journals.plos.org/plosone/article?id=10.1371/journal.pone.0120189.*
11. Leslie A. Pray: »Gleevec: The Breakthrough in Cancer Treatment.« *Nature Education* 1, no.1, 2008, 37, *https://www.nature.com/scitable/topicpage/gleevec-the-breakthrough-in-cancer-treatment-565.*

Kapitel 2 Der Schauplatz von Krebs

1. Thomas N. Seyfried: *Cancer as a Metabolic Disease: On the Origin, Management and Prevention of Cancer.* Hoboken, NJ, John Wiley and Sons, 2012, 195–206.
2. Eine ausführliche Diskussion finden Sie in meinem Buch *Vaccines, Autoimmunity, and the Changing Nature of Childhood Illness.* White River Junction, VT, Chelsea Green Publishing, 2018.

Kapitel 3 Was ist Leben?

1. Erwin Schrödinger: *What Is Life? The Physical Aspect of the Living Cell.* Cambridge, UK, Cambridge University Press, 1944; deutsche Ausgabe: *Was ist Leben?*. München, Piper, 1989.
2. Eine ausführliche Diskussion finden Sie in meinem Buch *Vaccines, Autoimmunity, and the Changing Nature of Childhood Illness.* White River Junction, VT, Chelsea Green Publishing, 2018.

Kapitel 4 Isotonisches Plasma nach Quinton

1. Laboratoires Quinton: Special Report: Seawater, 2018, *https://cdn.shopify.com/s/files/1/2324/4017/files/SeawaterQuintonSpecialReportHIRES-ilovepdf-compressed.pdf.*
2. Laboratoires Quinton: *Special Report: Seawater.*
3. Laboratoires Quinton: *Special Report: Seawater.*
4. Laboratoires Quinton: *Special Report: Seawater.*
5. Hee Sun Hwang et al.: »Anti-Obesity and Antidiabetic Effects of Deep Sea Water on *ob/ob* Mice.« *Marine Biotechnology* 11, Nr. 4, Juli 2009, 531.
6. Hwang et al.: »Anti-Obesity and Antidiabetic Effects of Deep Sea Water.«
7. Geethalakshmi Radhakrishnan et al.: »Intake of Dissolved Organic Matter from Deep Seawater Inhibits Atherosclerosis Progression.« *Biochemical and Biophysical Research Communications* 387, Nr. 1, 11. September 2009, 25–30, *https://doi.org/10.1016/j.bbrc.2009.06.073.*
8. Saburo Yoshioka et al.: »Pharmacological Activity of Deep-Sea Water: Examination of Hyperlipemia Prevention and Medical Treatment Effect.« *Biological and Pharmaceutical Bulletin* 26, Nr. 11, Dezember 2003, 1552–1559, *https://doi.org/10.1248/bpb.26.1552.*

9. H. Kimata, H. Tai und H. Nakajima: »Reduction of Allergic Skin Responses and Serum Allergen-Specific IgE and IgE-Inducing Cytokines by Drinking Deep-Sea Water in Patients with Allergic Rhinitis.« *Otorhinolaryngologia Nova* 11, 2001, 302–303, *https://doi.org/10.1159/000068306.*

Kapitel 5 Gerson-Therapie

1. Dies erörtere ich ausführlich in meinem Buch *Vaccines, Autoimmunity, and the Changing Nature of Childhood Illness.* White River Junction, VT, Chelsea Green Publishing, 2018.
2. F. W. Cope: »A Medical Application of the Ling Association-Induction Hypothesis: The High Potassium, Low Sodium Diet of the Gerson Cancer Therapy.« *Physiological Chemistry and Physics* 10, Nr. 5, 1978, 465–468, *https://www.ncbi.nlm.nih.gov/pubmed/751080.*
3. G. L. Gar Hildenbrand et al.: »Five-Year Survival Rates of Melanoma Patients Treated by Diet Therapy after the Manner of Gerson: A Retrospective Review.« *Alternative Therapies in Health and Medicine* 1, Nr. 4, 1995, 29–37, *https://pdfs.semanticscholar.org/91fc/8294810a11e7e70b9fee3cb89d4b29678ffa.pdf;*
Max Gerson: »The Cure of Advanced Cancer by Diet Therapy: A Summary of 30 Years of Clinical Experimentation.« *Physiological Chemistry and Physics* 10, Nr. 5, 1978, 449–464, *https://www.ncbi.nlm.nih.gov/pubmed/751079.*

Kapitel 6 Herzglykoside

1. B. Stenkvist: »Is Digitalis a Therapy for Breast Carcinoma?« *Oncology Reports* 6, Nr. 3, Mai 1999, 493–499, *https://doi.org/10.3892/or.6.3.493.*

2. J. Haux: »Digitoxin Is a Potential Anticancer Agent for Several Types of Cancer.« *Medical Hypotheses* 53, Nr. 6, Dezember 1999, 543–548, *https://doi.org/10.1054/mehy.1999.0985.*
3. M. Iltaf Khan: »Digitalis, a Targeted Therapy for Cancer?« *American Journal of the Medical Sciences* 337, Nr. 5, Mai 2009, 355–359, *https://doi.org/10.1097/MAJ.0b013e3181942f57.*
4. Jin-Qiang Chen et al.: »Sodium/Potassium ATPase (Na+, K+-ATPase) and Ouabain/Related Cardiac Glycosides: A New Paradigm for Development of Anti-Breast Cancer Drugs?« *Breast Cancer Research and Treatment* 96, Nr. 1, März 2006, 1–15, *https://doi.org/10.1007/s10549-005-9053-3.*
5. Siehe mein Buch *Human Heart, Cosmic Heart: A Doctor's Quest to Understand, Treat, and Prevent Cardio-vascular Disease.* White River Junction, VT, Chelsea Green Publishing, 2016.
6. Yung-Luen Shih et al.: »Ouabain Impairs Cell Migration and Invasion and Alters Gene Expression of Human Osteosarcoma U-2 OS Cells.« *Environmental Toxicology* 32, Nr. 11, November 2017, 2400–2413, *https://doi.org/10.1002/tox.22453;*
Thidarat Ruanghirun, Varisa Pongrakhananon, and Pithi Chanvorachote: »Ouabain Enhances Lung Cancer Cell Detachment.« *Anticancer Research* 34, Nr. 5 (Mai 2014): 2231–2238, *http://ar.iiarjournals.org/content/34/5/2231.full;*
Yijun Xiao et al.: »Ouabain Targets the Na/K-ATPase a3 to Inhibit Cancer Cell Proliferation and Induce Apoptosis.« *Oncology Letters* 14, Nr. 6, Dezember 2017, 6678–6684, *http://doi.org/10.3892/ol.2017.7070.*

Kapitel 7 **Arzneien aus Pflanzen und Pilzen**

1. C. Louis Kervran (Autor), Michel Abehsera (Übersetzer): *Biological Transmutations.* Magalia, CA: Happiness Press, 1989.

2. Hae Min So et al.: »Bioactivity Evaluations of Betulin Identified from the Bark of *Betula platyphylla* var. *japonica* for Cancer Therapy.« *Archives of Pharmacal Research* 41, Nr. 8, August 2018, 815–822, *https://doi.org/10.1007/s12272-018-1064-9.*
3. Antoine Géry et al.: »Chaga *(Inonotus obliquus),* a Future Potential Medicinal Fungus in Oncology? A Chemical Study and a Comparison of the Cytotoxicity against Human Lung Adenocarcinoma Cells (A549) and Human Bronchial Epithelial Cells (BEAS-2B).« *Integrative Cancer Therapies* 17, Nr. 3, September 2018, 832–843, *http://doi.org/10.1177/1534735418757912.*
4. Yusuke Baba et al.: »Arctigenin Induces the Apoptosis of Primary Effusion Lymphoma Cells under Conditions of Glucose Starvation.« *International Journal of Oncology* 52, Nr. 2, Februar 2018, 505–517, *https://doi.org/10.3892/ijo.2017.4215.*
5. Piwen Wang et al.: »Increased Chemopreventive Effect by Combining Arctigenin, Green Tea Polyphenol and Curcumin in Prostate and Breast Cancer Cells.« *RSC Advances* 4, Nr. 66, August 2014, 35242–35250, *http://doi.org/10.1039/C4RA06616B.*
6. Yinghua He et al.: »Molecular Mechanisms of the Action of Arctigenin in Cancer.« Biomedicine and Pharmacotherapy 108, Dezember 2018, 403–407, *https://doi.org/10.1016/j.biopha.2018.08.158.*
7. En-Hui Zhang et al.: »An Update on Antitumor Activity of Naturally Occurring Chalcones.« *Evidence-Based Complementary and Alternative Medicine* 2013, Article ID 815621, April 2013, *https://www.ncbi.nlm.nih.gov/pubmed/23690855.*
8. Florian Pelzer: »Complementary Treatment with Mistletoe Extracts during Chemotherapy: Safety, Neutropenia, Fever, and Quality of Life Assessed in a Randomized Study.« *Journal of Alternative and Complementary Medicine* 24, September 2018, 954–961, *http://doi.org/10.1089/acm.2018.0159.*

9. Tycho Jan Zuzak et al.: »Safety of High-Dose Intravenous Mistletoe Therapy in Pediatric Cancer Patients: A Case Series.« *Complementary Therapies in Medicine* 40, Oktober 2018, 198–202, *https://doi.org/10.1016/j.ctim.2018.01.002.*
10. Yun-Gyoo Lee et al.: »Efficacy and Safety of Viscum album Extract (Helixor-M) to Treat Malignant Pleural Effusion in Patients with Lung Cancer.« *Supportive Care in Cancer,* 2018, 1–5, *https://doi.org/10.1007/s00520-018-4455-z.*
11. Friedemann Schad et al.: »Overall Survival of Stage IV Non-Small Cell Lung Cancer Patients Treated with Viscum album L. in Addition to Chemotherapy, a Real-World Observational Multicenter Analysis.« *PLOS ONE* 13, Nr. 8, August 2018, *https://doi.org/10.1371/journal.pone.0203058.*
12. Jan Axtner et al.: »Health Services Research of Integrative Oncology in Palliative Care of Patients with Advanced Pancreatic Cancer.« *BMC Cancer* 16, August 2016, *https://doi.org/10.1186/s12885-016-2594-5.*
13. Johannes Gutsch et al.: »Complete Remission and Long-Term Survival of a Patient with a Diffuse Large B-Cell Lymphoma under *Viscum album* Extracts after Resistance to R-CHOP: A Case Report.« Anticancer Research 38, Nr. 9, September 2018, 5363–5369, *http://doi.org/10.21873/anticanres.12865.*
14. Paul Georg Werthmann, Roman Huber und Gunver Sophia Kienle: »Durable Clinical Remission of a Skull Metastasis under Intralesional Viscum album Extract Therapy: Case Report.« *Head and Neck* 40, Nr. 7, Juli 2018, E77–E81, *https://doi.org/10.1002/hed.25320.*
15. Achim Rose et al.: »Mistletoe Plant Extract in Patients with Nonmuscle Invasive Bladder Cancer: Results of a Phase Ib/IIa Single Group Dose Escalation Study.« *The Journal of Urology* 4, Oktober 2015, 939–943, *https://doi.org/10.1016/j.juro.2015.04.073.*

16. Maurice Orange, Uwe Reuter und Uwe Hobohm: »Coley's Lessons Remembered: Augmenting Mistletoe Therapy.« *Integrative Cancer Therapies* 15, Nr. 4, Dezember 2016, 502–511, *http://doi.org/10.1177/1534735416649916.*

Kapitel 8 Die ketogene Diät

1. Vilhjalmur Stefansson: *Cancer: Disease of Civilization? An Anthropological and Historical Study.* New York: Hill and Wang, 1960; Weston A. Price: *Nutrition and Physical Degeneration.* 8. Ausgabe, Lemon Grove, CA: Price-Pottenger Nutrition Foundation, 2009.
2. László G. Boros et al.: »Submolecular Regulation of Cell Transformation by Deuterium Depleting Water Exchange Reactions in the Tricarboxylic Acid Substrate Cycle.« *Medical Hypotheses* 87, Februar 2016, 69–74, *https://doi.org/10.1016/j.mehy.2015.11.016.*

Kapitel 9 Deuteriumarmes Wasser

1. Sanctuaires Notre-Dame de Lourdes: *Bilan 2008 et Perspectives 2009.* Lourdes: Service Communication, 2009, 12–22.
2. Bernard François, Esther M. Sternberg und Elizabeth Fee: »The Lourdes Medical Cures Revisited.« *Journal of the History of Medicine and Allied Sciences* 69, Nr. 1, Juli 2012, 135–162, *http://doi.org/10.1093/jhmas/jrs041.*
3. A. V. Syroeshkin et al.: »The Effect of the Deuterium Depleted Water on the Biological Activity of the Eukaryotic Cells.« *Journal of Trace Elements in Medicine and Biology* 50, Dezember 2018, 629–633, *https://doi.org/10.1016/j.jtemb.2018.05.004.*
4. Syroeshkin et al.: »The Effect of the Deuterium Depleted Water.«

5. Krisztina Krempels et al.: »A Retrospective Study of Survival in Breast Cancer Patients Undergoing Deuterium Depletion in Addition to Conventional Therapies.« *Journal of Cancer Research and Therapy* 1, Nr. 8, 2013, 194–200, *http://dx.doi.org/10.14312/2052-4994.2013-29.*
6. Krempels et al.: »A Retrospective Study.«
7. Krempels et al.: »A Retrospective Study.«
8. András Kovács et al.: »Deuterium Depletion May Delay the Progression of Prostate Cancer.« *Journal of Cancer Therapy* 2, 2011, 548–556, *http://doi.org/10.4236/jct.2011.24075.*
9. Kovács et al.: »Deuterium Depletion.« 555.
10. Krisztina Krempels, Ildikó Somlyai und Gábor Somlyai: »A Retrospective Evaluation of the Effects of Deuterium Depleted Water Consumption on 4 Patients with Brain Metastases from Lung Cancer.« *Integrative Cancer Therapies* 7, Nr. 3, September 2018, 172–181, *http://doi.org/10.1177/1534735408322851.*

Kapitel 10 NADH

1. George D. Birkmayer und Jiren Zhang: »NADH in Cancer Prevention and Therapy.« In *Phytopharmaceuticals in Cancer Chemoprevention,* hg. von Dabasis Bagchi und Harry G. Preuss. Boca Raton, FL: CRC Press, 2004, 541–554.
2. Amanda Garrido und Nabil Djouder: »NAD+ Deficits in Age-Related Diseases and Cancer.« *Trends in Cancer* 3, Nr. 8, August 2017, 593–l610, *http://doi.org/10.1016/j.trecan.2017.06.001;* Shunqin Zhu et al.: »The Role of Sirtuins Family in Cell Metabolism during Tumor Development.« *Seminars in Cancer Biology,* November 2018, *https://doi.org/10.1016/j.semcancer.2018.11.003;* Liang Shi et al.: »SIRT5-Mediated Deacetylation of LDHB Promotes Autophagy and Tumorigensis in Colorectal Cancer.«

Molecular Oncology 13, Nr. 2, Februar 2019, 358–375, *https://doi.org/10.1002/1878-0261.12408;*
Sara Iachettini et al.: »Pharmacological Activation of SIRT6 Triggers Lethal Autophagy in Human Cancer Cells.« *Cell Death and Disease* 9, Artikel Nr. 996, 2018, *https://www.nature.com/articles/s41419-018-1065-0.*

Kapitel 11 Energetische Kräfte des Lebens

1. »Dr. Arthur W. Yale M.D. Talks about Using the Rife Machine on His Patients.« *rifevideos.com, http://www.rifevideos.com/dr_arthur_w_yale_md_talks_about_using_the_rife_machine_on_his_patients.html.*
2. Barry Lynes: *The Cancer Cure That Worked! Fifty Years of Suppression.* S. Lake Tahoe, CA, BioMed Publishing Group, 1987, 62 (deutsche Ausgabe: *Die verbotenen Krebsheilungen. 50 Jahre der Unterdrückung.* Nijmegen, Jim Humble Verlag, 2013.
3. Barry Lynes: *Rife's World of Electromedicine: The Story, the Corruption and the Promise.* S. Lake Tahoe, CA, BioMed Publishing Group, 2009, 41.
4. Lynes: *Rife's World of Electromedicine,* 51.
5. Jim B. Tucker: *Return to Life: Extraordinary Cases of Children Who Remember Past Lives.* New York, St. Martin's Press, 2013, 167.
6. Tucker: *Return to Life,* 168.
7. Tucker: *Return to Life,* 189.
8. Stephan A. Schwartz und Larry Dossey: »Nonlocality, Intention, and Observer Effects in Healing Studies: Laying a Foundation for the Future.« *Explore* 6, Nr. 5, September–Oktober 2010, 295–307, *http://doi.org/10.1016/j.explore.2010.06.011.*
9. Cynthia Bourgeault: *The Heart of Centering Prayer: Nondual Christianity in Theory and Practice.* Boulder, CO, Shambhala, 2016.

Kapitel 12 Grundlagen eines Konzepts zur Krebstherapie

1. Frank Shallenberger: »Melatonin Isn't Just for Sleeping – From Cardiovascular Disease and Cancer to Aging and Macular Degeneration the Research Will Shock You.« *Townsend Letter,* Februar/März 2019.
2. Venkataramanujam Srinivasan, Mahaneem Mohamed und Hisanori Kato: »Melatonin in Bacterial and Viral Infections with Focus on Sepsis: A Review.« *Recent Patents on Endocrine, Metabolic and Immune Drug Discovery* 6, Nr. 1, 2012, 30–39, doi:10.2174/187221412799015317;
   Frank A. J. L. Scheer et al.: »Daily Nighttime Melatonin Reduces Blood Pressure in Male Patients with Essential Hypertension.« *Hypertension* 43, 2004, 192–197, *https://doi.org/10.1161/01.HYP.0000113293.15186.3b;*
   Anna Gry Vinther und Mogens Helweg Claësson: »The Influence of Melatonin on the Immune System and Cancer.« *Ugeskr Laeger* 177, Nr. 21, Mai 2015, *https://www.ncbi.nlm.nih.gov/pubmed/26027592;*
   Amit Naskar et al.: »Melatonin Enhances L-Dopa Therapeutic Effects, Helps to Reduce Its Dose, and Protects Dopaminergic Neurons in 1-methyl-4-phenyl-1,2,3,6-tetrahydropyridine-Induced Parkinsonism in Mice.« *Journal of Pineal Research* 58, Nr. 3, April 2015, 262–274, *https://doi.org/10.1111/jpi.12212;*
   Golmaryam Sarlak et al.: »Effects of Melatonin on Nervous System Again: Neurogenesis and Neurodegeneration.« *Journal of Pharmacological Sciences* 123, Nr. 1, August 2013, 9–24, *http://doi.org/10.1254/jphs.13R01SR;*
   N. A. Stefanova et al.: »Potential of Melatonin for Prevention of Age-Related Macular Degeneration: Experimental Study.« *Advances in Gerontology* 3, Nr. 4, Oktober 2013, 302–308, *https://doi.org/10.1134/S2079057013040073;*

P. Lissoni et al.: »Decreased Toxicity and Increased Efficacy of Cancer Chemotherapy Using the Pineal Hormone Melatonin in Metastatic Solid Tumour Patients with Poor Clinical Status.« *European Journal of Cancer* 35, Nr. 12, November 1999, 1688–1692, *https://doi.org/10.1016/S0959-8049(99)00159-8;*
Rosa M. Sainz et al.: »Melatonin Reduces Prostate Cancer Cell Growth Leading to Neuroendocrine Differentiation via a Receptor and PKA Independent Mechanism.« *The Prostate* 63, Nr. 1, April 2005, 29–43, *https://doi.org/10.1002/pros.20155;*
Edward Mills et al.: »Melatonin in the Treatment of Cancer: A Systematic Review of Randomized Controlled Trials and Meta-Analysis.« *Journal of Pineal Research* 39, Nr. 4, November 2005, 360–366, *https://doi.org/10.1111/j.1600-079X.2005.00258.x.*

3. Zum Einstieg empfehle ich Ihnen, den Artikel »The Dangers of 5G to Children's Health« auf *Children's Health Defense* zu lesen, den Sie auf *www.childrenshealthdefense.org* finden können, sich die Interviews von Dr. Martin Pall zu den Gefahren der EMF-Exposition anzuhören, etwa dieses Interview auf KPFA: *http://www.yourownhealthandfitness.org/?page_id=509,* sowie den Vortrag des bekannten schwedischen Wissenschaftlers Olle Johansson: »Electromagnetic Fields and Their Side Effects on Our Health« auf *www.emfcommunity.com.*

Kapitel 13 Krebsvorsorgeuntersuchung – ja oder nein?

1. H. Gilbert Welch: *Should I Be Tested for Cancer? Maybe Not and Here's Why.* Berkeley, University of California Press, 2006.
2. In einer im Jahr 2018 durchgeführten Untersuchung des Dartmouth College, dessen Lehrkörper Welch angehörte, wurde er beschuldigt, eine Grafik plagiiert zu haben, die 2016 in einem Artikel im *New England Journal of Medicine* veröffentlicht worden war. Welch trat

darauflin zurück, obwohl er die Beschuldigungen zurückwies und das *New England Journal of Medicine* entschied, dass keine »hinreichenden Gründe« vorlagen, die ein Zurückziehen des Artikels erforderlich gemacht hätten. Zwischen den Zeilen hört sich das stark nach Rufmord an, motiviert vielleicht durch die Ausrichtung von Welchs Forschungen und den Grad, zu dem diese die Interessen bestimmter medizinischer Kreise bedrohen, aber genau weiß ich es nicht. Was ich allerdings sagen kann, ist, dass meines Erachtens die Beschuldigungen seitens des Colleges die Bedeutung seines Buches oder seiner Arbeiten insgesamt nicht schmälern, die meiner Meinung nach von entscheidender Wichtigkeit sind. Ich finde es bedauerlich und beunruhigend, dass wir wegen eines umstrittenen Disputs über eine Grafik in Zukunft auf seine Beiträge verzichten müssen.

3. H. Gilbert Welch und Brittney A. Frankel: »Likelihood That a Woman with Screen-Detected Breast Cancer Has Had Her ›Life Saved‹ by That Screening.« *Archives of Internal Medicine* 171, Nr. 22, 2011, 2043–2046, *http://doi.org/10.1001/archinternmed.2011.476.*

4. H. Gilbert Welch und Honor J. Passow: »Quantifying the Benefits and Harms of Screening Mammography.« *JAMA Internal Medicine* 174, Nr. 3, 2014, 448–454, *http://doi.org/10.1001/jamainternmed.2013.13635;*
Archie Bleyer und H. Gilbert Welch: »Effect of Three Decades of Screening Mammography on Breast-Cancer Incidence.« *New England Journal of Medicine* 367, November 2012, 1998–2005, *http://doi.org/10.1056/NEJMoa1206809;*
Saundra S. Buys et al.: »Effect of Screening on Ovarian Cancer Mortality: The Prostate, Lung, Colorectal and Ovarian (PLCO) Cancer Screening Randomized Controlled Trial.« *JAMA* 305, Nr. 22, 2011, 2295–2303, *http://doi.org/10.1001/jama.2011.766.*

5. H. Gilbert Welch und Peter C. Albertsen: »Prostate Cancer Diagnosis and Treatment after the Introduction of Prostate-Specific Antigen Screening: 1986–2005.« *Journal of the National Cancer Institute* 101, Nr. 19, Oktober 2009, 1325–1329, *https://www.ncbi.nlm.nih.gov/pubmed/19720969;*
H. Gilbert Welch, Steven Woloshin und Lisa M. Schwartz: »Skin Biopsy Rates and Incidence of Melanoma: Population Based Ecological Study.« *BMJ* 331, 2005, *https://doi.org/10.1136/bmj.38516.649537.E0.*
6. H. Gilbert Welch et al.: »Overstating the Evidence for Lung Cancer Screening: The International Early Lung Cancer Action Program (I-ELCAP) Study.« *Archives of Internal Medicine* 167, Nr. 21, 2007, 2289–2295 *https://www.ncbi.nlm.nih.gov/pubmed/18039986.*
7. Per-Henrik Zahl, Jan Maehln und H. Gilbert Welch: »The Natural History of Invasive Breast Cancers Detected by Screening Mammography.« *Archives of Internal Medicine* 168, Nr. 21, 2008, 2311–2316, *https://www.ncbi.nlm.nih.gov/pubmed/19029493.*

Leserstimmen zu

Krebs und die neue Biologie des Wassers

»Dr. Cowan liefert einen provozierenden Überblick über die Philosophie der Medizin und ihren Bezug zur Krebsproblematik. Er erörtert eine Vielzahl von alternativen, nicht toxischen Strategien für die Krebstherapie, die angesichts eines gescheiterten Gesundheitssystems von besonderer Relevanz sind.«

Dr. Thomas Seyfried Professor am Boston College;
Verfasser von *Cancer as a Metabolic Disease*

»Krebs hat Generationen von Ärzten Kopfzerbrechen bereitet, und er bleibt rätselhaft und verwirrend. Ich glaube jedoch an die klinische Erfahrung, und Dr. Cowan verfügt über sehr viel davon, die er mit uns teilen kann. Wie immer ist seine Denkweise ungewöhnlich und faszinierend. Dieses Buch ist die Bestätigung, dass die Antwort auf das Rätsel Krebs nur in der Natur und in der Unterstützung der Selbstheilungskräfte des Körpers durch natürliche Mittel zu finden ist.«

Natasha Campbell-Mcbride
Verfasserin von *Gut and Psychology Syndrome*

»In *Krebs und die neue Biologie des Wassers* kontert Dr. Cowan die konventionelle Erklärung des Krebswachstums mit einer glaubwürdigen Gegendarstellung, die von den vier Phasen des Wassers ausgeht. Damit schildert er nicht nur einen biologisch plausiblen Mechanismus der Ätiologie und des Wachstums von Krebs, sondern erklärt auch einige der zahlreichen uns bekannten ›Wunderheilungen‹, die die konventionelle Theorie nicht erklären kann. Um eine Hypothese zu widerlegen, reicht schon eine einzige Tatsache, und die konventionelle medizinische Erklärung für Krebs wird durch die Vielfalt von Fakten, die Dr. Cowan in diesem wunderbaren Buch vorlegt, zunichtegemacht.

Vor allem aber erklärt Dr. Cowan, was man – weitgehend ohne ärztliche Maßnahmen – tun kann, damit die Selbstheilungskräfte des Körpers sich entfalten können. Menschen, die vermeiden möchten, an Krebs zu erkranken, ebenso wie jene, die vor schweren Entscheidungen hinsichtlich des Umgangs mit ihrer Krankheit stehen, müssen dieses Buch lesen und die Kontrolle über ihre Gesundheit in die eigenen Hände nehmen. Dieses Buch hat mein Denken verändert und meine medizinische Tätigkeit entscheidend beeinflusst. Kaufen, lesen und beherzigen Sie es!«

Dr. Sarah Myhill Verfasserin der Bücher
Sustainable Medicine und *Diagnosis and Treatment of Chronic Fatigue Syndrome and Myalgic Encephalitis*

»Dieses Buch öffnet Ihnen die Augen. Aufgrund der Erkenntnisse, die er in seiner jahrelangen medizinischen Tätigkeit und dank seiner originellen Denkweise entwickelt hat, legt Dr. Cowan die Beweise dafür vor, dass ein bisher unverdächtiger Faktor bei der Entstehung von Krebs eine wichtige Rolle spielt: das Wasser. Wie er sagt, bildet der gelähnliche Zustand der Zelle, der durch die Struktur des Wassers geschaffen wird, nicht nur die Grundlage der Organisation und Funktion der Zelle, vielmehr kann auch jegliche Beeinträchtigung dieses gelähnlichen Zustands Krebs auslösen. Mit Feinfühligkeit und Menschlichkeit, die das ganze Buch thematisch durchziehen, baut er eine starke Verbindung zum Leser auf. Gleichzeitig scheut er nicht davor zurück, das Krebsestablishment – das in jahrzehntelanger Arbeit wohl kaum Nützliches zutage gefördert hat – für seine engstirnige Fokussierung auf die Genetik zu kritisieren. Sehr zu empfehlen, nicht nur für diejenigen, die sich für Krebs interessieren – wer täte das nicht –, sondern auch für jeden, der Interesse an logischem Denken in der Wissenschaft hat.«

Gerald H. Pollack Professor an der University of Washington; Verfasser von *The Fourth Phase of Water*

»Als Ärztin, die einen gebietsbezogenen Ansatz in der Krebsprävention und -behandlung voll und ganz unterstützt, fand ich Dr. Cowans Buch ebenso erfrischend wie inspirierend. Da zu erwarten ist, dass fast die Hälfte der Bevölkerung der Vereinigten Staaten irgendwann im Laufe ihres Lebens mit einer Krebsdiagnose konfrontiert sein wird, müssen wir, um diese Statistik zu ändern, unbedingt verstehen, *warum* das so ist. Dr. Cowan hat sich noch nie gescheut, die konventionelle Weisheit bezüglich des Gesundheit-Krankheit-Kontinuums zu hinterfragen, und dieses Buch bildet hierin keine Ausnahme. Bei seiner Untersuchung der Frage, warum die Standardbehandlung bei Krebs so häufig keine positiven Ergebnisse für die Betroffenen bringt, führt uns Dr. Cowan zu den tatsächlichen Ursachen der Krankheit, die im Stoffwechsel und im Zytoplasma liegen – und nicht, wie immer behauptet, in der Genetik. Er erklärt Krebs als das Ergebnis des fundamentalen Zusammenbruchs eines entscheidenden Elements innerhalb unserer Zellen: dem Wasser. Seit Jahrzehnten verfolgen viele von uns einen gebietsbezogenen Ansatz bei diesem verheerenden Krankheitsprozess – einem Prozess, der durch geschädigte Mitochondrien, trübes Zytoplasma und ein Abweichen von unserer wahren Natur gekennzeichnet ist. Mit *Krebs und die neue Biologie des Wassers* leistet Dr. Cowan einen weiteren wichtigen Beitrag zu den immer zahlreicher werdenden Arbeiten auf diesem Gebiet, in dem er den Vitalismus in die moderne Medizin zurückbringt, der Bedeutung von strukturiertem Wasser für die Gesundheit der Zelle auf den Grund geht und uns alle einlädt, uns mit einigen wahrhaft unkonventionellen Überlegungen zu dieser anschwellenden Epidemie auseinanderzusetzen.«

Dr. Nasha Winters Co-Autorin von
The Metabolic Approach to Cancer

»Dr. Cowans Buch ist Pflichtlektüre für jeden, der an Krebs erkrankt ist. Krebs und die neue Biologie des Wassers ist voll von Forschungsergebnissen zu vielversprechenden Behandlungsoptionen, die mithelfen, den Graben zwischen Schulmedizin und integrativer Medizin zu überbrücken.«

Ivelisse Page Geschäftsführende Direktorin
und Mitbegründerin von *Believe Big*

Register

C

H

I

W

Y

Z